Bastien Glinel Mortreuil
Fabrice Bauer
Hélène Eltchaninoff

Hypertension pulmonaire et TAVI : prévalence, pronostic et évolution

Bastien Glinel Mortreuil
Fabrice Bauer
Hélène Eltchaninoff

Hypertension pulmonaire et TAVI : prévalence, pronostic et évolution

Éditions universitaires européennes

Imprint
Any brand names and product names mentioned in this book are subject to trademark, brand or patent protection and are trademarks or registered trademarks of their respective holders. The use of brand names, product names, common names, trade names, product descriptions etc. even without a particular marking in this work is in no way to be construed to mean that such names may be regarded as unrestricted in respect of trademark and brand protection legislation and could thus be used by anyone.

Cover image: www.ingimage.com

Publisher:
Éditions universitaires européennes
is a trademark of
International Book Market Service Ltd., member of OmniScriptum Publishing Group
17 Meldrum Street, Beau Bassin 71504, Mauritius

Printed at: see last page
ISBN: 978-3-8416-7043-4

Zugl. / Agréé par: Rouen, Université de Rouen, 2014

Copyright © Bastien Glinel Mortreuil, Fabrice Bauer, Hélène Eltchaninoff
Copyright © 2015 International Book Market Service Ltd., member of OmniScriptum Publishing Group

Table des matières

TABLE DES MATIERES 1
LISTE DES ABREVIATIONS 3
INTRODUCTION 4
   I.   Introduction 4
   II.   Le rétrécissement aortique 6
        1. *Anatomie* 6
        2. *Epidémiologie* 8
        3. *Physiopathologie* 10
        4. *Etiologies* 13
            a. Rétrécissement aortique dégénératif 13
            b. Bicuspidie aortique 14
            c. Rhumatisme articulaire aigu 16
        5. *Clinique* 17
        6. *Critères diagnostiques échographiques d'un rétrécissement aortique serré* 19
            a. Rétrécissement aortique classique 20
            b. Rétrécissement aortique à bas gradient paradoxal 20
            c. Rétrécissement aortique en bas débit 21
        7. *Traitement du rétrécissement aortique serré* 23
            a. Indications de remplacement valvulaire aortique 23
            b. Remplacement valvulaire aortique chirurgical 25
            c. Remplacement valvulaire aortique percutané 26
   III.   L'hypertension pulmonaire dans le rétrécissement aortique 31
        1. *Généralités* 31
        2. *Méthodes de mesure des pressions pulmonaires* 33
            a. Echographiques 33
            b. Hémodynamiques 39
        3. *Définitions* 42
            a. Echographiques 42
            b. Hémodynamiques 42
            c. Classification de Dana Point 45
        4. *Physiopathologie* 48
            a. Stress capillaire et remodelage artériel 48
            b. Anomalies de la vasoréactivité et dysfonction endothéliale 51

      c. Evolution des pressions pulmonaires 53
      d. Retentissement ventriculaire droit 56
   5. *Traitements spécifiques* *59*
      a. Inhibiteurs de la phosphodiestérase de type 5 60
      b. Antagonistes des récepteurs de l'endothéline 61
      c. Prostaglandines 62

OBJECTIFS DE L'ETUDE **64**

MATERIEL ET METHODE **66**
  I. Population 66
  II. Hémodynamique invasive et échographie cardiaque 67
   1. *Cathétérisme cardiaque droit* *67*
   2. *Echocardiographie* *68*
  III. Implantation percutanée d'une valve aortique 69
  IV. Critère de jugement 70
  V. Analyse statistique 71

RESULTATS **72**
  I. Caractéristiques démographiques, cliniques et paracliniques à l'état de base 72
  II. Cathétérisme cardiaque droit 74
  III. Implantation des valves 76
  IV. Résultats du critère de jugement principal 78
  V. Suivi sérié échographique 90

DISCUSSION ET PERSPECTIVES **92**
  I. Validité externe 92
  II. Prévalence de l'hypertension pulmonaire dans le rétrécissement aortique serré 92
  III. Influence pronostique 93
   1. *Séries chirurgicales* *93*
   2. *Après TAVI* *94*
  IV. Rappels physiopathologiques 95
  V. Résultats et apport de ce travail 97
  VI. Limites de l'étude 97
  VII. Perspectives 98

CONCLUSION **100**
BIBLIOGRAPHIE **101**
RESUME **112**

Liste des abréviations

ASE : American Society of Echocardiography
BNP : Brain Nartiuretic Peptide
EACTS : European Association for Cardio-Thoracic Surgery
EAE : European Association of Echocardiography
ESC : European Society of Cardiology
ET-1 : EndoThéline-1
ETT : Echocardiographie TransThoracique
FEVG : Fraction d'Ejection Ventriculaire Gauche
GMPc : Guanosine MonoPhosphate cyclique
GTP : Gradient TransPulmonaire
GTPd : Gradient TransPulmonaire diastolique
HTAP : HyperTension Artérielle Pulmonaire
HTP : HyperTension Pulmonaire
IA : Insuffisance Aortique
IC : Index Cardiaque
IC 95% : Intervalle de Confiance à 95%
IM : Insuffisance Mitrale
IP : Insuffisance Pulmonaire
IPDE5 : Inhibiteur de la PhosphoDiEstérase de type 5
IT : Insuffisance Tricuspide
NO : Oxyde Nitrique
NYHA : New York Heart Association
OR : Odds Ratio
PAPd : Pression Artérielle Pulmonaire diastolique
PAPm : Pression Artérielle Pulmonaire moyenne
PAPo : Pression Artérielle Pulmonaire d'occlusion
PAPs : Pression Artérielle Pulmonaire systolique
PAS : Pression Artérielle Systolique
PCP : Pression Capillaire Pulmonaire moyenne
PDE5 : PhosphoDiEstérase de type 5
POD : Pression de l'Oreillette Droite
Qc : Débit cardiaque
RA : Rétrécissement Aortique
RAA : Rhumatisme Articulaire Aigu
RVA : Remplacement Valvulaire Aortique
RVP : Résistances Vasculaires Pulmonaires
RVS : Résistances Vasculaires Systémiques
SD : Ecart type
SVAo : Surface Valvulaire aortique
TAVI : Remplacement valvulaire aortique percutané
UW : Unité Wood (1UW = 80 dynes.sec.cm^{-5})
VARC : Valve Academic Research Consortium
VGd : diamètre du Ventricule Gauche en diastole
VGs : diamètre du Ventricule Gauche en systole
VmaxIT : Vitesse maximale de l'Insuffisance Tricuspide

Introduction

I. Introduction

Le rétrécissement aortique (RA) est devenu la valvulopathie chirurgicale la plus fréquente dans les pays développés depuis l'utilisation systématique de l'antibioprophylaxie en prévention du rhumatisme articulaire aigu au cours des infections streptococciques. Cette valvulopathie touche principalement les patients âgés ce qui explique que sa prévalence soit en augmentation avec le vieillissement de la population.[1] Avec cette transition épidémiologique, le RA est apparu comme un enjeu de santé publique et sa prise en charge a dû considérablement évoluer au cours des 10 dernières années pour s'adapter à de nouveaux enjeux thérapeutiques.[2] Adaptée de la technique pédiatrique,[3] la première valvuloplastie aortique au ballon fut réalisée chez l'adulte en 1985.[4] Bien qu'efficace en phase aiguë, cette technique ne pouvait être qu'une solution temporaire en raison de l'existence de resténoses valvulaires quelques mois plus tard. Par la suite, le premier remplacement valvulaire aortique percutané (TAVI) fut réalisé le 16 avril 2002 par voie transfémorale au CHU de Rouen par le Pr Cribier et son équipe.[5] Après les résultats de l'étude pilote « PARTNER », les bénéfices de cette technique non chirurgicale furent clairement démontrés ; initialement chez les patients inopérables en 2010,[6] puis chez les patients à haut risque chirurgical en 2011.[7] A l'heure actuelle, le TAVI est en pleine expansion avec plus de 80 000 patients traités à travers le monde. L'arrivée d'améliorations technologiques et de nouvelles valves rend cette procédure toujours plus efficace et sûre pour les malades. De nos jours, même si le remplacement valvulaire aortique (RVA) chirurgical reste la référence pour le traitement du RA, de nouvelles études sont en cours en vue d'une extension des indications du TAVI aux patients à risque opératoire intermédiaire.

Les cardiopathies gauches, dont font parties les valvulopathies mitrales et aortiques, représentent la première cause d'hypertension pulmonaire (HTP) et correspondent au groupe 2 de la classification de Dana Point.[8,9] Contrairement à l'hypertension artérielle pulmonaire (HTAP) du groupe 1, l'HTP du groupe 2 n'a que peu été étudiée. Historiquement, l'étude de l'HTP du groupe 2 était confinée aux valvulopathies mitrales et aux insuffisances cardiaques avancées compliquée d'insuffisance ventriculaire droite, dont le pronostic était très défavorable. Les études traitant l'HTP dans le cadre du RA sont rares. Pourtant, l'apparition d'une HTP au cours des maladies du cœur gauche est associée à une augmentation de la mortalité et de la morbidité pour laquelle il n'existe pas de traitement spécifique hormis le traitement de la cardiopathie causale.[10]

La meilleure compréhension des mécanismes physiopathologiques et l'amélioration du dépistage de l'HTP par l'échographie cardiaque ont récemment entrainé un regain d'intérêt pour cette pathologie, notamment dans le groupe 2 de la classification de Dana Point. Ainsi, de plus en plus d'études y sont consacrées, même si les données concernant le RA restent peu nombreuses. Suite à notre expérience rouennaise, nous avons constaté que certains patients étaient réhospitalisés précocement, parfois à plusieurs reprises, pour des cures de diurétique voire même décédaient d'insuffisance cardiaque droite malgré le traitement de leur RA par TAVI. Or, nous savons que le RA peut entrainer une augmentation des pressions pulmonaires qui peut persister voire s'aggraver malgré le traitement chirurgical de la valvulopathie initiale. En revanche, la relation entre RA et HTP n'a jamais été étudiée après un TAVI sur des données hémodynamiques et seules quelques études dont une issue du registre FRANCE 2 (registre recensant les TAVI en France) se sont intéressées à cette relation en se basant sur des données échographiques.[11]

Le but de ce travail est : d'évaluer la prévalence de l'HTP avant un TAVI, d'étudier son impact pronostique sur la mortalité et les événements cardiovasculaires à moyen terme, ainsi que de suivre échographiquement l'évolution des pressions pulmonaires après la procédure.

II. Le rétrécissement aortique

1. Anatomie

Le rétrécissement aortique correspond à une gêne à l'éjection systolique du ventricule gauche par un obstacle situé sur la voie aortique.

Cet obstacle peut être situé à 3 niveaux :

- sous la valve aortique (rétrécissement aortique sous valvulaire),

- au niveau de la valve aortique (rétrécissement valvulaire aortique)

- ou au-dessus de la valve aortique (rétrécissement aortique supra valvulaire).

Le **rétrécissement aortique sous valvulaire** est lié à des malformations d'origine congénitale réduisant la taille du tractus aortique, en amont de la valve. Les anomalies le plus souvent retrouvées sont les membranes, les anneaux et les bandelettes musculaires. Ces malformations correspondent à des obstacles fixes mais il existe aussi des obstructions sous aortiques dynamiques. C'est le cas par exemple, dans les cardiomyopathies hypertrophiques avec hypertrophie septale importante responsable d'un mouvement systolique antérieur de la grande valve mitrale et/ou de ses cordages (dans la chambre de chasse du ventricule gauche), ou lors de l'enclavement d'une tumeur cardiaque par exemple.

Dans le **rétrécissement aortique supra valvulaire**, l'obstacle se situe après la valve, au niveau de la paroi initiale de l'aorte ascendante. Là encore, ces anomalies sont le plus souvent congénitales comme l'aorte en sablier, l'atrésie aortique ou encore le diaphragme aortique. Il s'agit d'une maladie de l'enfant s'intégrant parfois dans le cadre de syndrome polymalformatif (syndrome de Williams Beuren par exemple) dont le traitement peut être chirurgical ou percutané (dilatation au ballonnent).

Tous ces rétrécissements aortiques fixes ou mobiles ne sont pas d'origine valvulaire, la valve aortique est normale. Il n'y a donc pas de place pour le TAVI dans le cadre de ces pathologies.

Contrairement aux autres, le **rétrécissement valvulaire aortique** est dû à des modifications anatomiques et fonctionnelles situées au niveau de la valve aortique, diminuant son orifice d'ouverture en systole. Ces modifications sont le plus souvent acquises et ce type de rétrécissement aortique est de loin le plus fréquent. C'est également celui qui nous intéresse pour la suite de ce travail puisqu'il concerne les adultes et peut être traité par un TAVI dans certaines indications. Pour la suite de ce document, l'abréviation « RA » désignera uniquement ce rétrécissement aortique fixe d'origine valvulaire.

2. Epidémiologie

Dans les pays développés, l'épidémiologie des valvulopathies cardiaques a considérablement évolué au cours de ces 60 dernières années. La prévention systématique du rhumatisme articulaire aigu dans les infections streptococciques a permis de faire régresser l'incidence des valvulopathies rhumatismales. Parallèlement à ce phénomène, l'augmentation de l'espérance de vie et le vieillissement de la population font que l'origine dégénérative est devenue la principale étiologie des valvulopathies dans ces pays industrialisés (cf. **Figure 1**).[1]

Figure 1 : Evolution des étiologies des valvulopathies en fonction du temps (d'après Soler-Soler et al. Heart. 2000).[1]

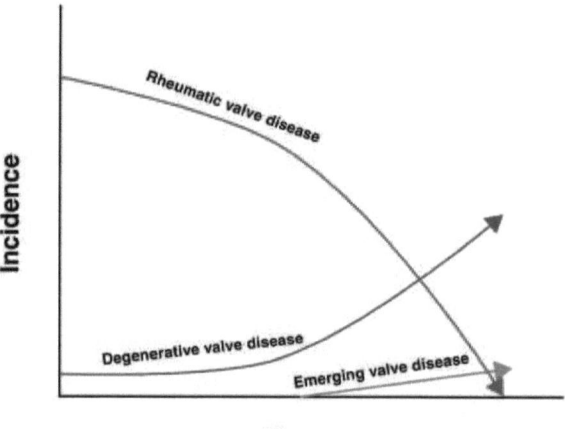

On estime la prévalence échographique des valvulopathies moyennes et sévères à 2,5% de la population générale. Cette proportion fortement est dépendante de l'âge : < 2% avant 65 ans, 8,5% entre 65 et 75 ans et 13,2% au-delà de 75 ans (cf. **Figure 2**).[12] Cette relation s'explique par l'origine dégénérative devenue majoritaire dans les valvulopathies du cœur gauche.[13,14] Le rhumatisme articulaire aigu reste la deuxième étiologie, principalement chez les patients de plus de 60 ans ou les immigrés venant de pays émergents n'ayant pas bénéficié d'une prophylaxie antistreptococcique pendant leur l'enfance ou dans leur pays d'origine.

Figure 2 : Prévalence échographique des valvulopathies moyennes et sévère selon l'âge (d'après Nkomo et al. The Lancet. 2006).[12]

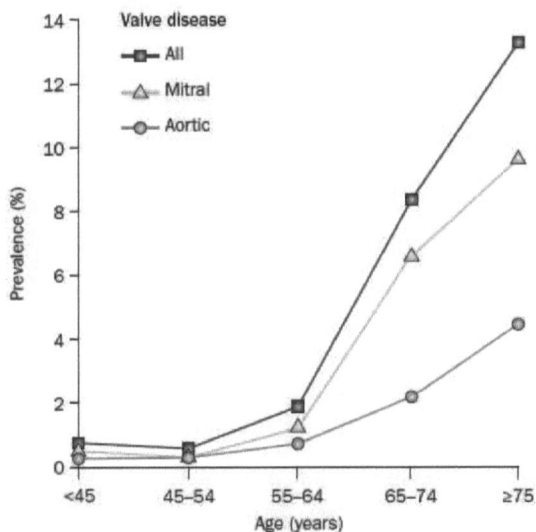

La prévalence du RA moyen à sévère (SVAo < 1,5 cm²) est estimée à 0,4% par Nkomo et al dans la population américaine.[12] Ici encore, les patients âgés sont les plus touchés et l'étiologie dégénérative est la plus fréquente (plus de 4 patients sur 5). Après 65 ans, plus de 2% de la population des pays développés présente un RA modéré à sévère à l'échographie cardiaque (défini dans cette étude par une vitesse maximale trans valvulaire aortique > 2,5 m/s). Ce chiffre atteint 10% après 85 ans.[12,13,15] Aujourd'hui, le RA serré est la valvulopathie sévère la plus fréquente en Europe et en Amérique du Nord.[16]

Le RA est donc un problème de santé majeur dont l'incidence est en constante augmentation dans nos pays.

3. Physiopathologie

Une **valve aortique normale** se compose de 3 fines cusps séparées par autant de commissures. La taille de l'orifice d'ouverture en systole est d'environ 3 à 4 cm² selon le gabarit de la personne. En diastole, ces cusps se referment pour former une interface imperméable, empêchant le reflux de sang vers le ventricule gauche et permettant la vascularisation du myocarde par l'intermédiaire des artères coronaires. Dans certaines situations pathologiques, principalement dégénératives ou inflammatoires, la valve native (normale ou malformée) s'altère et se calcifie, diminuant progressivement sa surface d'ouverture. On considère qu'un RA est devenu serré lorsque la surface valvulaire aortique (SVAo) est inférieure à 1 cm² ou 0,6 cm/m² en systole. Il s'y associe assez souvent une fuite aortique plus ou moins sévère selon l'importance du défaut de coaptation diastolique des cusps.

La phase initiale du développement d'un RA est représentée par la **sclérose aortique**. Anatomiquement, cette sclérose correspond à l'épaississement et/ou à des calcifications localisées des cusps aortiques n'entravant pas leur mouvement. A ce stade, il n'y a donc pas d'obstruction significative du flux sanguin et la vitesse maximale trans valvulaire aortique ne dépasse pas 2,5 m/s. La prévalence de la sclérose aortique dépend fortement de l'âge. C'est également un marqueur de risque cardiovasculaire puisqu'elle serait corrélée à une augmentation de 50% du risque d'infarctus du myocarde et de décès cardiovasculaire à 5 ans.[17] Une méta analyse récente montre qu'elle concernerait 10% des patients de plus de 50 ans et presque 50% des patients après 80 ans. Dans cette même étude, l'évolution de la sclérose aortique vers le RA était de 1,8 à 1,9% par an. La vitesse de progression de cette sclérose aortique est corrélée à l'âge et aux facteurs de risque cardiovasculaires.[18]

Au **stade de RA**, l'obstruction s'aggrave progressivement à mesure que la surface d'ouverture de la valve aortique diminue. La valvulopathie évolue d'un stade modéré vers un stade moyennement serré puis serré (cf. **Tableau 1**). Certains patients dits « progresseurs rapides » (lorsque la surface valvulaire aortique diminue de plus de 0,3 cm² par an) évoluent plus vite que les autres vers le stade serré.[19]

Tableau 1 : Recommandations de l'European Association of Echocardiography (EAE) et de l'American Society of Echocardiography (ASE) pour la classification de la sévérité du rétrécissement aortique (d'après Baumgartner et al. J Am Soc Echocardiogr. 2009).[20]

	Sclérose aortique	Modérément serré	Moyennement serré	Serré
Vmax (m/s)*	≤ 2,5	2,6 – 2,9	3,0 – 4,0	> 4,0
Gradient moyen (mmHg)		20	20 – 40	> 40
SVAo (cm²)**		> 1,5	1,5 – 1,0	< 1,0
SVAo indexée (cm²/m²)**		> 1,0	1,0 – 0,6	< 0,6
Index de perméabilité (%)		> 50	50 – 25	< 25

*Vmax = Vitesse maximale transvalvulaire aortique, **SVAo = Surface valvulaire aortique

Pour compenser l'élévation de la tension pariétale engendrée par l'augmentation de la postcharge, le ventricule gauche va s'adapter en s'hypertrophiant de façon concentrique. Ce mécanisme adaptatif répond à l'équation de la loi de Laplace où la tension pariétale est inversement proportionnelle à l'épaisseur des parois.

$$\text{Loi de Laplace : } T = (P \times r) / (2 \times e)$$

T = tension pariétale
P = pression
r = rayon
e = épaisseur

Une fibrose interstitielle va également se développer. Malheureusement, ces 2 mécanismes adaptatifs vont altérer la fonction diastolique ventriculaire gauche par l'intermédiaire de troubles de la relaxation, voire des troubles de la compliance qu'ils entrainent. L'augmentation de la pression télédiastolique ventriculaire gauche causée par la dysfonction diastolique pourra être transmise à l'oreillette gauche puis à la vascularisation pulmonaire. En réponse à cette élévation de pression, l'oreillette gauche se dilate ce qui majore le risque d'arythmie supraventriculaire. Lorsque les capacités d'adaptation atriales gauches sont dépassées, une HTP peut aussi se développer. Cette HTP est initialement post capillaire passive, engendrée par l'élévation des pressions de remplissage ventriculaires gauches. Après des mois d'évolution, si le RA n'est pas traité, une vasoréactivité artériolaire pulmonaire peut apparaître et l'HTP devient réactive. D'autre part, l'hypertrophie ventriculaire gauche est également à l'origine de phénomènes ischémiques pouvant être responsable d'angor. En effet, l'augmentation de la postcharge associée à l'hypertrophie ventriculaire gauche sans développement de la circulation coronaire engendre une demande myocardique en oxygène supérieure aux capacités d'apport, en particulier à l'effort. Enfin, la fonction systolique peut aussi s'altérer au cours du RA serré et aboutir à une baisse de la fraction d'éjection ventriculaire gauche (FEVG) à un stade avancé.

4. Etiologies

Le RA dégénératif, la bicuspidie aortique et le rhumatisme articulaire aigu représentent les 3 principales causes de RA acquis (cf. **Figue 3 et 4**). Toutes ont en commun l'apparition puis le développement de calcifications sur la valve aortique, qui peut être normale ou pathologique (bicuspide par exemple) au départ. A côté de ses 3 étiologies, il existe quelques causes exceptionnelles que nous n'aborderons pas comme l'endocardite infectieuse (végétation obstructive) ou la maladie de Paget entre autres.

a. Rétrécissement aortique dégénératif

Comme nous l'avons vu dans le chapitre précédent, l'origine dégénérative est la première cause de RA. Si elle survient sur une valve normale, elle peut être appelée « maladie de Mönckeberg », du nom du médecin ayant décrit pour la première fois les lésions macroscopiques et histologiques caractérisant la maladie sur des séries autospiques en 1904.[21] La lésion principale est représentée par l'apparition de calcifications au niveau de la valve aortique. Celles-ci débutent au niveau de l'anneau aortique, à la base des cusps, puis s'entendent progressivement le long de l'anneau et vers le centre de la valve. Contrairement au rhumatisme articulaire aigu, il n'y a pas d'atteinte des commissures. Ainsi, ces calcifications vont diminuer le mouvement d'ouverture des cusps aortiques en systole et aboutir après plusieurs années d'évolution au RA.[22] Cette évolution est lente et s'effectue sur plusieurs années. La compréhension des mécanismes physiopathologiques conduisant à l'obstruction progressive de la valve aortique par ces calcifications reste difficile. Il semble que ces mécanismes soient proches de ceux observés dans la formation des plaques d'athérome au niveau artériel.[23] Localement, le stress pariétal et l'inflammation semblent jouer un rôle important. Des facteurs plus généraux interviendraient également comme les facteurs de risque cardiovasculaires, le métabolisme phosphocalcique ou bien encore la prédisposition génétique. L'origine du RA dégénératif est donc multifactorielle. Cette dégénérescence peut survenir sur une valve native normale ou bicuspide.

b. Bicuspidie aortique

Les malformations congénitales de la valve aortique sont les malformations cardiaques les plus fréquentes. Il s'agit le plus souvent d'une anomalie du nombre de cusps aortiques. Les unicuspidies sont très rares et entrainent une obstruction ventriculaire gauche importante, le plus souvent létale avant l'âge de 1 an. La bicuspidie aortique est de loin l'anomalie la plus fréquemment retrouvée. Elle concerne 0,5 à 2% de la population générale selon les études.[24,25] Il existe une classification anatomique des bicuspidies aortiques décrite par Sievers en 2007 sur la base d'observations chirurgicales (cf. **Figure 4**).[26] La plupart du temps, l'obstruction crée par la bicuspidie est modérée et ne gêne pas l'éjection ventriculaire gauche. Cependant, cette valve aortique « malformée » va progressivement se détériorer en raison des turbulences du flux qu'elle engendre. Ainsi, la valve bicuspide va se calcifier prématurément jusqu'à ce que la valvulopathie devienne significative, nécessitant ainsi son remplacement. Une insuffisance aortique et une dilatation de l'aorte thoracique ascendante viendront souvent s'associer. Sur une série chirurgicale américaine, 50% des patients de moins de 70 ans opérés d'un remplacement valvulaire aortique (RVA) présentaient une bicuspidie aortique.[27] Enfin, nous ne détaillerons pas les quadricuspidies et autres anomalies valvulaires aortiques qui sont exceptionnelles.

Figure 3 : Classification anatomique des anomalies congénitales de la valve aortique (d'après Sievers e al. 1. J Thorac Cardiovasc Surg. 2007.).[26]

Commonly used terms		quadricuspid	tricuspid	bicuspid		
Scheme of morphological appearance		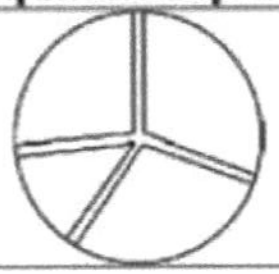	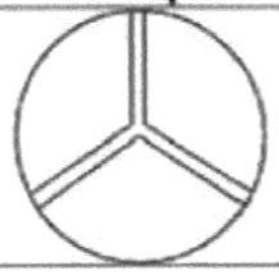	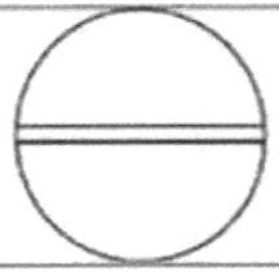 purely bicuspid*	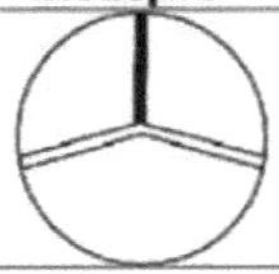 potentially tricuspid*	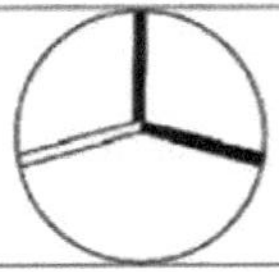
functional characteristics	No of cusps	4	3	2	2	2
	No of raphes	0	0	0	1	2
morphological characteristics	No of cusps	4	3	2	3 anlagen, (2 under- and 1 fully developed)	3 anlagen, (2 under- and 1 fully developed)
	Size of cusps	non-equal	equal	equal	non-equal	non-equal
	No of commissures	4	3	2	1 under- and 2 fully developed	2 under- and 1 fully developed

c. Rhumatisme articulaire aigu

Le rhumatisme articulaire aigu (RAA) est une complication grave des infections à streptocoque β-hémolytique du groupe A. L'exemple type est celui du RAA après une angine chez l'enfant. Dans 1 à 3% des cas, quelques semaines après l'infection, une réaction immunologique va entrainer une inflammation au niveau cardiaque et articulaire (synovites). Les 3 tuniques cardiaques peuvent être atteintes mais l'atteinte la plus importante reste celle de l'endocarde valvulaire. Elle est souvent plurivalvulaire et la valve mitrale est la plus souvent touchée devant la valve aortique. Sur le plan anatomopathologique, cette inflammation entraîne un épaississement valvulaire, une rétraction des cusps et une fusion des commissures. Des calcifications valvulaires viennent secondairement et progressivement s'ajouter, pouvant rendre la valvulopathie significative. Même s'il est rare que la valve mitrale ne soit pas touchée en cas d'atteinte aortique, la sévérité des valvulopathies n'est pas toujours corrélée. Une insuffisance aortique sera souvent associée au RA rhumatismal. Comme nous l'avons vu précédemment, ce type de RA est de moins en moins fréquent dans les pays développés depuis l'apparition de l'antibioprophylaxie au cours des infections streptococciques.[1]

Figure 4 : Etiologies du rétrécissement aortique et leur proportion (d'après Iung et al. Eur. Heart J. 2003).[13]

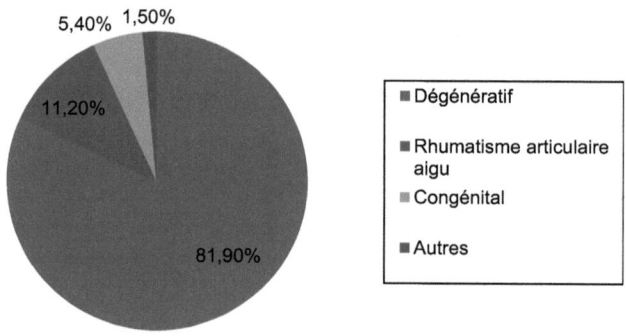

5. Clinique

L'histoire naturelle de la sténose aortique a été élucidée grâce aux travaux précurseurs de Chizner et al. et de Ross et Braunwald dans les années 60.[28,29] Le RA est une maladie évoluant en 2 phases (cf. **Figure 5**) :

- Pendant la **première phase** de latence clinique, l'obstruction ventriculaire gauche s'aggrave progressivement et le myocarde essaye de s'adapter, principalement en s'hypertrophiant.
- La **seconde phase** débute à partir de l'apparition des symptômes liés au RA. L'apparition de signes fonctionnels marque un tournant évolutif dans l'histoire de la maladie et une augmentation du risque de mort subite. En l'absence de remplacement valvulaire aortique l'espérance de vie moyenne est d'environ 2 ans.

Les principaux signes cliniques du RA apparaissent à l'effort et sont : la dyspnée, la douleur thoracique et la syncope. Il faut être vigilant pour ne pas manquer le moment de leur apparition.[30] En effet, l'évolution lente et insidieuse de la maladie fait que les symptômes sont initialement peu marqués, d'autant plus si le patient a une faible activité physique dans sa vie quotidienne. Les premiers signes à apparaitre sont souvent la dyspnée ou l'angor d'effort. Comme nous l'avons vu précédemment, cet angor n'est pas la conséquence d'une lésion coronaire, mais d'une inadéquation entre les besoins augmentés en oxygène (causée par l'obstacle à l'éjection, l'augmentation du travail cardiaque à l'effort et l'hypertrophie ventriculaire gauche) et les capacités d'apport en oxygène qui restent stables. En l'absence de traitement, ces symptômes vont s'aggraver et apparaitre pour des efforts de plus en plus modérés. Tardivement l'évolution peut se faire jusqu'au stade d'insuffisance cardiaque. C'est à ce stade que peuvent intervenir : l'œdème aigu pulmonaire engageant le pronostic vital ou l'insuffisance cardiaque droite secondaire à une hypertension pulmonaire d'origine cardiaque. En cas de remplacement valvulaire aortique trop tardif, les lésions vasculaires pulmonaires et ventriculaires droites seront irréversibles et entraineront insuffisance cardiaque droite voire décès.

Les principaux facteurs favorisants de l'apparition des symptômes sont : l'âge élevé ; un nombre important de facteurs de risque cardiovasculaires ; la sévérité du RA et une dysfonction (systolique ou diastolique) ventriculaire gauche à l'ETT ; l'apparition de symptômes lors d'une épreuve d'effort et un taux de Brain Natriuretic Peptide (BNP) élevé.[31-37] Monin et al. ont même créé un score de risque reposant sur le sexe, la vitesse maximale trans valvulaire aortique et le taux de BNP afin de tenter de prédire le devenir des patients.[38]

Figure 5 : Pronostic du rétrécissement aortique après apparition des symptômes (d'après Ross et Braunwald. Circulation. 1968).[29]

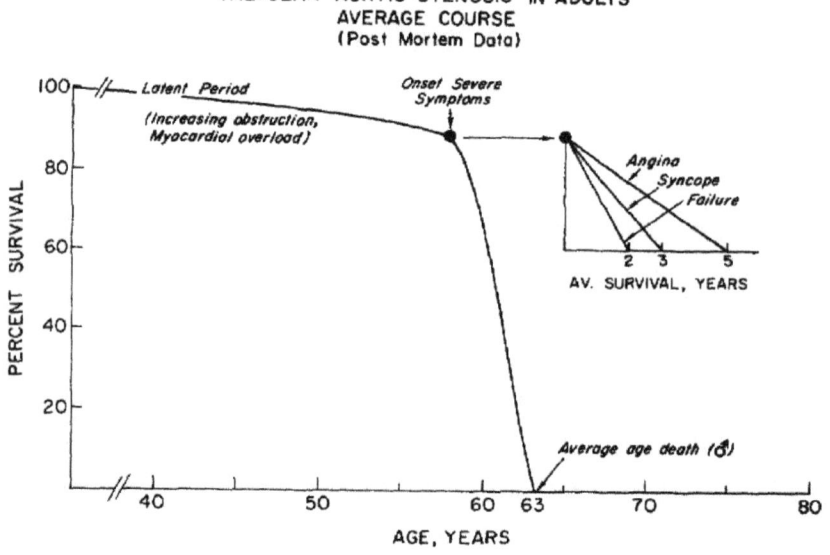

6. Critères diagnostiques échographiques d'un rétrécissement aortique serré

L'échocardiographie transthoracique (ETT) est l'examen clé pour diagnostiquer le RA et en apprécier la sévérité. C'est l'examen initial indispensable dans l'arbre décisionnel de prise en charge thérapeutique.[39] L'examen doit être effectué par un opérateur expérimenté afin d'éviter les erreurs de mesure. L'approche diagnostique de la sténose aortique doit être multiparamétrique et s'attacher à rechercher un retentissement sur la morphologie et la fonction des différentes cavités cardiaques, le nombre de cusps aortiques et l'existence d'une insuffisance aortique possiblement associée. Ce retentissement cardiaque est important à évaluer puisqu'il peut à lui seul indiquer un remplacement valvulaire aortique en cas de RA sévère, même si le malade est encore asymptomatique. Le but de cette prise en charge précoce des conséquences du RA est d'éviter une atteinte cardiaque irréversible pouvant être à l'origine d'une insuffisance cardiaque ou la survenue de complications potentiellement graves. Malheureusement, l'existence de signes échocardiographiques d'hypertension pulmonaire, avec ou sans dysfonction ventriculaire droite, ne permet pas d'accélérer le recours à une prise en charge invasive. La dilatation de l'aorte ascendante par lésion de jet ou la dysfonction systolique et/ou diastolique ventriculaire gauche sont d'autres exemples fréquents de retentissement du RA. L'examen échographique devra aussi permettre une exploration cardiaque préthérapeutique en mesurant la taille de l'anneau aortique et de l'aorte ascendante.

Plusieurs entités différentes peuvent correspondre à un RA serré mais toutes ont en commun une surface valvulaire aortique inférieure à 1 cm² (ou 0,6 cm²/m²) :

- Le RA classique ;
- Le RA à bas gradient paradoxal ;
- Et le RA en bas débit.

a. Rétrécissement aortique classique

Les critères échographiques de sévérité du RA sont résumés dans le **tableau 1**. Ils sont le fruit d'un consensus international européen et nord-américain à l'origine de la publication de plusieurs recommandations concernant le diagnostic échographique puis la prise en charge de cette valvulopathie.[20] Une sténose aortique est considérée comme significative lorsqu'elle est « serrée ».

Voici les 4 principaux critères diagnostiques d'un RA serré ou significatif :

- Vitesse maximale transvalvulaire aortique supérieure à 4 m/s,
- Surface valvulaire aortique inférieure à 1 cm² ou 0,6 cm²/m²,
- Gradient moyen transvalvulaire aortique supérieur à 40 mmHg,
- Index de perméabilité inférieur à 25%.

b. Rétrécissement aortique à bas gradient paradoxal

En 2007, Hachicha et al. ont identifié un nouveau type de RA serré dit « rétrécissement aortique à bas gradient paradoxal ».[40] Cette nouvelle entité répond à une définition précise, reposant sur 4 critères :

- Une fraction d'éjection ventriculaire gauche conservée (FEVG > 50%),
- Un faible volume d'éjection systolique < 35 ml/m²,
- Une surface valvulaire aortique inférieure 1 cm² ou 0,6 cm²/m²,
- Et un gradient transvalvulaire aortique moyen paradoxalement inférieur à 40 mmHg.

Les femmes et les patients hypertendus sont les plus touchés. Dans ce type de RA, l'hypertrophie ventriculaire gauche concentrique est tellement importante qu'elle diminue le volume de la cavité ventriculaire gauche. Le faible volume d'éjection aortique qui en découle explique le bas gradient échographique. Ce RA à bas gradient paradoxal représenterait 10 à

35% des RA serrés selon les séries. Le principal risque de ce genre de sténose aortique est de méconnaître un authentique RA serré, si on ne se base que sur le gradient trans valvulaire aortique moyen pour quantifier la sténose. Certaines équipes, notamment canadiennes, considère cette entité comme un stade évolué du RA tandis que d'autres pensent qu'il s'agit d'un type de RA à part entière. Le devenir de ces patients est également controversé. Les équipes nord-américaines pensent que ces patients sont plus graves que les patients ayant un RA classique. En revanche, les européens retrouvent le même pronostic dans les 2 cas.[40,41]

c. Rétrécissement aortique en bas débit

La définition du RA en bas débit se base sur 3 critères :

- Une fraction d'éjection ventriculaire gauche altérée (FEVG < 40%),
- Une surface valvulaire aortique < 1,0 cm² ou 0,6 cm²/m²,
- Et un gradient moyen transvalvulaire aortique moyen < 40 mmHg.

Dans cette situation, la dysfonction systolique ventriculaire gauche fait que le gradient moyen transvalvulaire aortique reste inférieur à 40mmHg malgré une surface valvulaire aortique basse.

Dans ce cas, il peut s'agir : d'un véritable RA serré possiblement responsable de la dysfonction systolique ventriculaire gauche ou d'une pseudo sténose aortique associant RA modéré et bas débit aortique. L'échographie sous faible dose de dobutamine peut permettre de discriminer ces 2 entités s'il existe une réserve contractile.[42] La réserve contractile est définie par l'augmentation de plus de 20% du volume d'éjection aortique sous faible dose de dobutamine. Dans le RA serré avec réserve contractile, la surface aortique reste stable et le gradient transvalvulaire aortique moyen augmente pour devenir supérieur à 40 mmHg. En cas de pseudo sténose avec réserve contractile, la surface aortique augmente alors que le gradient moyen aortique reste stable. En l'absence de réserve contractile, on ne peut pas conclure entre l'un ou l'autre et la conduite à tenir reste débattue. Cueff et al. ont démontré qu'il existait une relation entre le score calcique, mesuré au scanner au niveau de la valve aortique, et la surface valvulaire aortique chez les patients présentant une altération de la fraction déjection ventriculaire gauche.[43] Au-dessus de 1651 unités, ce score calcique serait en faveur d'une surface inférieure à 1,0 cm² et donc d'un RA serré avec une sensibilité de 82%, une spécificité de 80% et une valeur prédictive négative de 88%. Cependant, ce score calcique est à utiliser avec précaution puisque d'autres études n'ont pas retrouvé cette relation.

7. Traitement du rétrécissement aortique serré

Une fois le diagnostic de RA serré posé, il faut s'attacher à rechercher s'il existe une indication à un remplacement valvulaire et si oui, par quelle technique. En revanche, s'il n'y en a pas, une surveillance clinique et échographique sera pratiquée.

a. Indications de remplacement valvulaire aortique

Les indications de remplacement valvulaire aortique sont détaillées dans les recommandations conjointes de l'European Society of Cardiology (ESC) et de l'European Association for Cardio-Thoracic Surgery (EACTS) de 2012 concernant la prise en charge des valvulopathies.[39,44]

Ces indications suivent un algorithme décisionnel précis, se basant sur une série de 4 questions. Une seule réponse positive suffit à poser l'indication du RVA (cf. **Figure 8**) :

- Le RA est-il symptomatique? Comme nous l'avons vu précédemment, après l'apparition des premiers symptômes, le pronostic du RA s'assombrit considérablement.[29] Ainsi, un RA serré devant symptomatique impose un remplacement valvulaire (recommandation de classe I, niveau de preuve B).
- La fraction d'éjection ventriculaire gauche (FEVG) est-elle altérée? En cas de FEVG inférieure à 50% à cause du RA, l'indication au remplacement valvulaire aortique est retenue (recommandation de classe I, niveau de preuve C). Le risque d'une prise en charge plus tardive serait l'altération en partie irréversible de la FEVG.
- L'épreuve d'effort est-elle anormale? En cas de RA serré asymptomatique chez un patient actif, l'épreuve d'effort peut être intéressante.[45] Elle permet d'une part, de démasquer les patients faussement asymptomatiques en faisant apparaître des signes fonctionnels au cours de l'épreuve. D'autre part, une chute de pression artérielle au-dessous de la pression artérielle initiale au cours de l'effort traduit une

augmentation du risque de mort subite. Dans ces 2 cas, un remplacement valvulaire aortique est donc recommandé (recommandation de classe I, niveau de preuve C).

- Pour les patients ayant une épreuve d'effort normale, existe-t-il des facteurs de risque de mortalité et un risque opératoire bas ou intermédiaire? Les facteurs de risque sont tirés d'études sur le devenir des patients atteints de RA serré ou très serré. Ainsi, une vitesse maximale trans valvulaire aortique supérieure à 5,5 m/s,[36] ou d'importantes calcifications valvulaires aortiques avec une augmentation de la vitesse trans valvulaire aortique de plus de 0,3 m/s/an,[32] indiquent un RVA (recommandation de classe IIa, niveau de preuve C). D'autres facteurs de risque ont également été proposés avec un niveau de recommandation plus faible (recommandation de classe IIb, niveau de preuve C) comme : une élévation du BNP répétée sur plusieurs dosages,[33,38] une élévation du gradient moyen transvalvulaire aortique de plus de 20 mmHg à l'échocardiographie d'effort,[46] ou une hypertrophie ventriculaire gauche importante en l'absence d'hypertension.[37]

En cas de réponse négative à ces 4 questions, un RVA pourra être indiqué en cas de nécessité de chirurgie cardiaque pour un autre motif (recommandation de classe I, niveau de preuve C) : revascularisation coronaire par pontage(s), dilatation significative de l'aorte ascendante...

Dans le RA à bas gradient paradoxal, la fraction d'éjection étant conservée par définition, l'indication opératoire repose principalement sur la symptomatologie (recommandation de classe IIa, niveau de preuve C).

Dans le rétrécissement aortique en bas débit, si l'échographie dobutamine confirme l'existence d'un RA serré avec réserve contractile, le remplacement valvulaire est indiqué (recommandation de classe IIa, niveau de preuve C). Dans cette situation, la fraction d'éjection ventriculaire gauche récupère au moins en partie en post opératoire.[47] En l'absence de réserve contractile, un RVA peut être considéré sous réserve d'une mortalité post opératoire nettement plus élevée (recommandation de classe IIb, niveau de preuve C).[48,49]

b. Remplacement valvulaire aortique chirurgical

Le RVA chirurgical est le traitement de référence du RA serré. Il concerne plus de 200 000 patients chaque année dans le monde.[50] Il se pratique dans des centres disposant d'une réanimation spécialisée ou d'un service de soins intensifs post opératoires. Malgré le développement d'approches mini invasives pour les patients les plus fragiles, cette chirurgie reste assez lourde puisqu'elle nécessite une anesthésie générale, une sternotomie, une circulation extra corporelle et un clampage aortique.[51] La valve aortique native est excisée avant l'implantation d'une valve biologique ou mécanique en position anatomique. La durée moyenne d'hospitalisation après cette intervention est de 8 jours. Dans la plupart des cas, le patient est ensuite transféré en convalescence dans un service de réadaptation cardiaque pendant plusieurs semaines avant de pouvoir rentrer chez lui. Les principales complications de cette technique sont celles : de la voie d'abord (épanchement péricardique plus ou moins abondant, douleurs, hypoventilation alvéolaire...), de la technique chirurgicale, de l'anesthésie et de l'intubation (pneumopathie acquise sous ventilation mécanique, infection de cathéter central...) et celles liées aux comorbidités du malade (bronchopneumopathie chronique obstructive, insuffisance rénale, diabète, confusion mentale...). La mortalité toute cause à 30 jours après un RVA chirurgical est d'environ 3% mais ce chiffre peut être bien supérieur chez les patients à haut risque. Celle-ci dépend de plusieurs facteurs parmi lesquels l'âge du patient et ses comorbidités jouent un rôle prépondérant. Plusieurs scores de risque existent pour essayer de prédire le risque de décès 30 jours après le geste.[52,53] Ces scores intègrent de façon variable l'âge, le sexe, les comorbidités extracardiaques (insuffisance rénale, insuffisance respiratoire...), des facteurs cardiaques comme la FEVG ou la présence d'une HTP et le risque lié aux conditions chirurgicales (redux, urgence...).

Chaque paramètre est affecté d'un coefficient. Après addition des items, le résultat fourni est un pourcentage de risque de mortalité à 30 jours. Les scores les plus utilisés sont le STS et l'EuroSCORE Logistic bien qu'il en existe d'autres (Ambler, EuroSCORE 2...). La valeur fournie par le STS score semble la plus proche de la réalité clinique.[54,55]

c. Remplacement valvulaire aortique percutané

Le remplacement valvulaire aortique percutané ou TAVI, pour « Transcatheter Aortic Valve Implantation », est une technique née dans le début des années 2000 grâce au travail du Pr Cribier et de son équipe au CHU de Rouen.[5] Depuis la première implantation réalisée en 2002, la technique n'a cessé de s'améliorer et de s'étendre à travers le monde. Aujourd'hui, il existe dans de nombreux pays, des registres collectant des données à chaque nouvelle implantation. Ces données concernent le patient, la technique d'implantation, le type de valve et le suivi. En France, le registre des bioprothèses valvulaires aortiques implantées par cathéter s'appelle FRANCE TAVI (anciennement appelé FRANCE puis FRANCE 2).[56] En juin 2014, il y avait 4629 patients inclus par 47 centres français. Le suivi des patients inclus est clinique, biologique et échographique. Il est effectué à 1 mois puis tous les ans pendant 5 ans. Citons également le registre GARY en Allemagne ou UK TAVI au Royaume Uni et le registre européen SOURCE pour les valves Edwards SAPIEN comme autres exemples.

A l'heure actuelle, seuls 2 types de valve sont implantés : la valve SAPIEN® de la firme Edwards Lifesciences et la CoreValve® de chez Medtronic (cf. **Figure 6 et 7**). La valve SAPIEN® reste la valve la plus implantée en France. La recherche constante, permet régulièrement d'améliorer les techniques d'implantation et les bioprothèses pour toujours plus de sécurité, de fiabilité et de durabilité. Différentes tailles de valves sont disponibles afin d'adapter au mieux la bioprothèse dans l'anneau aortique du patient. D'autres valves concurrentes sont en cours de développement.

Figure 6 : Valve Edwards SAPIEN® : valve biologique en péricarde bovin sertie sur un stent de cobalt-chrome expansible au ballonnet

Figure 7 : CoreValve® Medtronic : valve biologique en péricarde porcin montée sur une armature radio-opaque auto-expansible en nitinol

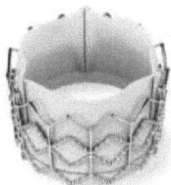
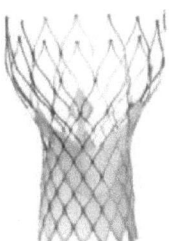

Une fois que le diagnostic de RA serré et que l'indication de RVA sont posés, une angio-coronarographie est réalisée afin de mieux appréhender la valve aortique, l'aorte ascendante et d'explorer les artères coronaires. Avec l'ensemble du dossier du patient et des résultats des différents examens complémentaires, chirurgiens cardiaques, cardiologues et autres spécialistes (anesthésistes, gériatres...) se réunissent pour discuter de la prise en charge du patient. Cette « heart team » propose un traitement personnalisé pour chaque patient en fonction de ses signes fonctionnels et de son risque opératoire estimé grâce à l'expérience des praticiens et aux scores de risque. C'est à ce moment que le TAVI peut être décidé.

A l'heure actuelle, le TAVI peut être proposé dans 2 situations : le patient présentant un RA serré symptomatique récusé pour la chirurgie ou à haut risque chirurgical (EuroSCORE > 20% et/ou STS > 10 %).[39] Ces indications font suite aux résultats de l'étude princeps PARTNER, réalisée avec la valve SAPIEN®. Dans la cohorte B de cette étude, le TAVI a montré sa supériorité par rapport au traitement médical avec une mortalité à 1 an de 30,7% contre 50,7% (HR = 0,55 ; IC 95% = 0,40–0,74 ; p < 0,001) chez 358 patients présentant un RA serré, récusés pour un RVA chirurgical.[6] Dans la cohorte A, concernant 699 patients à haut risque chirurgical, le TAVI a montré sa non infériorité par rapport au RVA chirurgical en terme de mortalité toute cause à 30 jours (24,2% dans le groupe TAVI contre 26,8 dans le groupe chirurgie ; p = 0,44).[7]

Dans tous les cas, le TAVI doit permettre d'envisager une amélioration de la qualité de vie chez un patient ayant une espérance de vie estimée de plus d'un an. L'implantation doit toujours avoir lieu dans un centre disposant d'un service de chirurgie cardiaque.[39]

Figure 8 : Prise en charge du RA serré (d'après les recommandations ESC/EACTS de 2012 concernant la prise en charge des valvulopathies).[39]

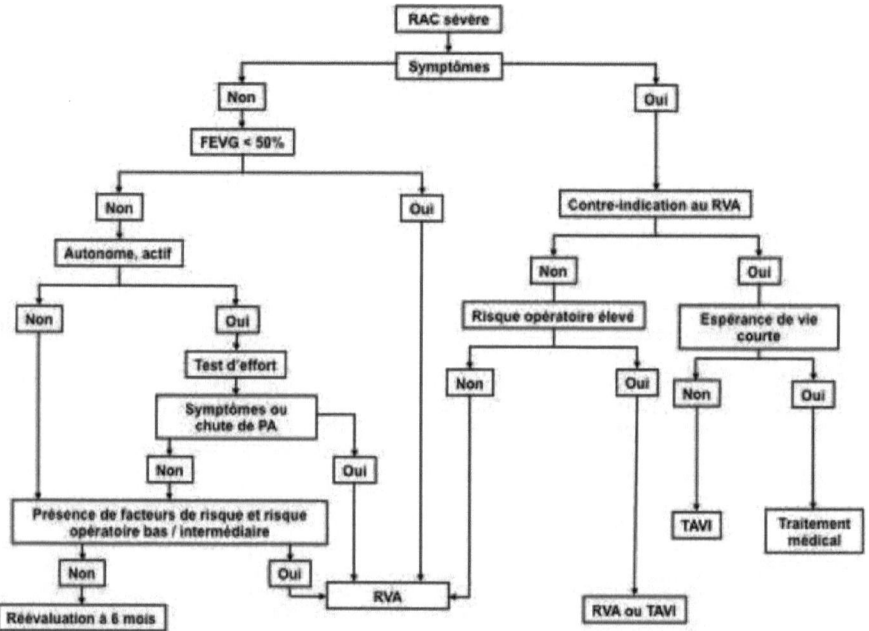

FEVG = Fraction d'Ejection Ventriculaire Gauche ; RA = Rétrécissement Aortique ; RVA = Remplacement Valvulaire Aortique chirurgical ; TAVI = remplacement valvulaire aortique percutané.

Tableau 2 : Recommandations pour la pratique du TAVI (d'après les recommandations ESC/EACTS de 2012 concernant la prise en charge des valvulopathies).[39]

	Classe	Niveau
L'indication de TAVI ne doit être posée que par une « heart team », comprenant des cardiologues, des chirurgiens cardiaques et d'autres spécialistes si nécessaire.	I	C
Le TAVI ne doit être réalisé que dans les centres disposant d'un service de chirurgie cardiaque sur le site.	I	C
Le TAVI est indiqué chez les patients présentant un RA serré symptomatique récusé pour un RVA chirurgical par la « heart team », dont on attend une amélioration de la qualité de vie et qui ont une espérance de vie supérieure à 1 an en tenant compte de leurs comorbidités.	I	B
Le TAVI doit être considéré chez les patients présentant un RA serré symptomatique à haut risque chirurgical, pour lesquels la «heart team » est en faveur du TAVI au vu de leur profil individuel et de leur accessibilité anatomique.	IIa	B

Une fois la proposition de TAVI acceptée par le patient, un bilan de faisabilité est effectué. Ce bilan intègre une nouvelle échographie cardiaque si besoin et un scanner ilio fémoral. Ces examens ont un but pré thérapeutique afin de vérifier le calibre des vaisseaux à travers lesquels la valve sera montée et d'apprécier la taille de la prothèse à implanter en fonction du diamètre de l'anneau aortique.

Concernant la procédure, la voie artérielle fémorale est utilisée dans près de 80% des implantations. En cas d'impossibilité de passer par les axes ilio fémoraux, les autres voies disponibles sont par ordre de fréquence : la voie trans apicale, la voie trans aortique, la voie sous clavière et la voie carotidienne. La majorité des procédures effectuées par voie fémorale se font sous anesthésie générale malgré le fait que l'anesthésie locale ait fait la preuve de sa sécurité et de son efficacité.[57]

Dans une méta analyse datant de 2012,[58] les principales complications précoces du TAVI (toutes voies d'abord et types de valve confondus) étaient : les complications au niveau de l'abord vasculaire (18,8%), les saignements (transfusion = 42,6%), les troubles de conduction (implantation d'un stimulateur cardiaque = 13,9%), l'accident vasculaire cérébral (4%), l'insuffisance rénale aiguë, la tamponnade (2,7%), l'infarctus du myocarde (1,1%), l'échec d'implantation (3,5%), la conversion en une chirurgie cardiaque (1,3%) et le décès péri procédural (mortalité globale à 30 jours = 7,8%). Dans cette même étude, la mortalité globale à 1 an était de 22,1%.

Les contre-indications du TAVI sont exposées dans le **Tableau 3**.

Tableau 3 : Contre-indications au TAVI (d'après les recommandations ESC/EACTS de 2012 concernant la prise en charge des valvulopathies).[39]

Contre-indications absolues :

- Absence de « heart team » ou de chirurgie cardiaque sur le site ;
- Décision de TAVI comme alternative au RVA chirurgical non confirmée par la « heart team ».

Cliniques :
- Espérance de vie estimée < 1 an ;
- Faible probabilité d'amélioration de la qualité de vie par le TAVI en raison des comorbidités ;
- Association d'autres valvulopathies sévères ayant une contribution majeure aux symptômes et traitables uniquement par chirurgie.

Anatomiques :
- Taille de l'anneau non compatible (< 18 mm, > 29 mm) ;
- Thrombus du ventricule gauche ;
- Endocardite aiguë active ;
- Risque élevé d'obstruction des ostias coronaires (calcifications valvulaires asymétriques, distance courte entre l'anneau et les ostias coronaires, petits sinus de Valsalva) ;
- Présence de plaques avec des thrombi mobiles dans l'aorte ascendante ou la crosse ;
- Pour les abords transfémoraux ou sous-claviers : anatomie vasculaire non compatible (calibre des vaisseaux, calcifications, tortuosités).

Contre-indications relatives :

- Bicuspidie aortique ou cusps non calcifiées ;
- Coronaropathie non traitée nécessitant une revascularisation ;
- Instabilité hémodynamique ;
- Fraction d'éjection ventriculaire gauche < 20 %.

- *Pour l'abord trans apical :* maladie pulmonaire sévère, apex du VG non accessible.

III. L'hypertension pulmonaire dans le rétrécissement aortique

1. Généralités

L'HTP est une complication très fréquente du RA serré. Malgré tout, sa prévalence exacte n'est pas connue dans cette valvulopathie. En effet, les méthodes de mesure et les seuils utilisés varient d'une étude à l'autre. Quelques études se sont intéressées à l'HTP dans le RA mais aucune n'a utilisé la définition européenne de l'HTP issue des recommandations avant un TAVI (soit une PAPm > 25 mmHg au repos mesurée au cours d'un cathétérisme cardiaque droit).[59] Utilisant la définition hémodynamique actuelle (PAPm supérieure ou égale à 25 mmHg), Zlotnick et al. ont retrouvé une HTP chez 48% des patients adressés pour un RVA conventionnel.[60] Dans une autre série utilisant cette fois ci la mesure hémodynamique de la PAPs chez 388 patients, Faggiano et al. retrouvaient une élévation des pressions pulmonaires dans 65% des cas (définie par une PAPs > 30 mmHg). Une HTP sévère, définie dans cette étude par augmentation de la PAPs au-delà de 50 mmHg, était présente chez 15% des patients. Malheureusement, le type d'HTP n'était pas détaillé dans ces 2 travaux.[61] Dans une série échographique récente concernant 2435 malades issus du registre FRANCE 2, 46% des patients avaient une PAPs entre 40 et 59 mmHg et 20% avaient une PAPs supérieure à 60 mmHg avant le TAVI.[11]

La survenue d'une HTP au cours du RA influence grandement le pronostic de la maladie. Certains scores de risque opératoire utilisent l'HTP comme facteur de risque pour essayer de prédire la mortalité à 30 jours. Dans l'EuroSCORE par exemple, une PAPs > 60 mmHg est retenue comme un critère péjoratif sur le risque opératoire.[52] Dans une cohorte de plus de 2000 patients, Roselli et al. ont également montré que le devenir des patients était lié à leur niveau de PAPs échographique avant un RVA chirurgical.[62] Au cours de l'hospitalisation, la mortalité, l'insuffisance rénale, la durée de ventilation mécanique, les complications infectieuses et la durée de séjour étaient significativement plus importants en présence d'une HTP échographique pré opératoire. Après une baisse initiale, la PAPs remontait pour retrouver son niveau initial en 3 à 4 ans chez les patients du groupe HTP alors qu'elle restait stable dans le groupe sans HTP. La survie à long terme était également influencée par le niveau de PAPs préopératoire avec un pronostic d'autant plus défavorable que l'HTP était sévère au départ. Après un TAVI, les données du registre FRANCE 2 ont aussi montré que la mortalité à 1 an dépendait du niveau de PAPs avant la procédure.[11]

L'HTP, d'autant plus si elle est sévère, semble donc être un élément pronostic majeur, influençant le devenir des patients atteints de RA. Pourtant, elle n'intervient pas dans le choix du moment de recours au RVA dicté par les recommandations européennes ou américaines.[39,44] Contrairement au valvulopathies mitrales, l'HTP reste encore trop souvent négligée dans les pathologies de la valve aortique au risque de voir se développer une insuffisance cardiaque droite irréversible malgré le RVA...

2. Méthodes de mesure des pressions pulmonaires

a. Echographiques

L'échographie transthoracique (ETT) dans le cadre du RA, peut montrer des signes en faveur d'une HTP associée à la valvulopathie. Les signes directs d'HTP se basent sur l'analyse des flux (IT, IP voire communication interventriculaire ou canal artériel) pour fournir une estimation quantitative des pressions pulmonaires. Les signes indirects d'HTP permettent quant à eux d'évoquer le diagnostic en recherchant les conséquences d'une éventuelle HTP sur la morphologie et le fonctionnement des cavités cardiaques droites. Associée à la clinique, l'étude de ces signes échographiques permet de définir une probabilité échographique d'HTP (improbable, possible ou probable) qui oriente la suite prise en charge (cf. **Tableau 5**).

- Signes directs :

L'analyse du flux d'insuffisance tricuspide (IT) est la méthode la plus utilisée. La vitesse maximale de l'IT (VmaxIT) est enregistrée en Doppler continu. Elle permet de calculer le gradient de pression existant entre le ventricule droit et l'oreillette droit en systole grâce à l'équation de Bernoulli simplifiée (cf. **Figure 9**).

> Equation de Bernoulli simplifiée : gradient = $4 \times VmaxIT^2$

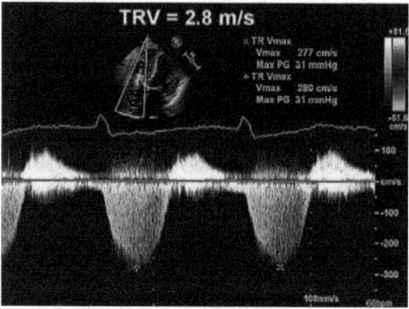

Figure 9 : Spectre d'insuffisance tricuspide en Doppler continu (Vmax IT = 2,77 m/s, gradient max = 31 mmHg (tiré des recommandations ASE et EAE de 2010 concernant l'évaluation des cavités cardiaques droites chez l'adulte).[63]

En ajoutant à ce gradient l'estimation de la pression atriale droite (POD), on obtient la pression systolique du ventricule droit. La valve pulmonaire étant ouverte en systole, la pression systolique du ventricule droit est égale à la pression artérielle pulmonaire systolique (en l'absence de sténose pulmonaire). Il en résulte la formule suivante :

$$PAPs = 4 \times VmaxIT^2 + POD$$

Une fuite tricuspide est retrouvée chez 85% des patients. Elle est encore plus fréquente en cas d'élévation des pressions pulmonaires. Cependant, l'absence d'IT n'élimine pas formellement le diagnostic d'HTP. Un défaut d'alignement du tir Doppler avec le flux ou un signal incomplet peuvent sous-estimer la PAPs. Dans ce deuxième cas, l'utilisation de produit de contraste échographique peut s'avérer utile. En cas d'insuffisance tricuspide laminaire, les pressions pulmonaires ne peuvent pas être mesurées par cette technique puisque l'équation de Bernoulli simplifiée ne s'applique qu'aux flux turbulents. La norme supérieure de la PAPs augmente avec l'âge, il existe des tables de références en cas de doute. Malgré toutes ces précautions, la corrélation entre la PAPs mesurée par l'IT et celle mesurée au cathétérisme cardiaque droit reste variable selon les études.[64–66] Dans une étude française récente, le coefficient de corrélation était de 0,80 ; une valeur de PAPs > 38 mmHg était liée à l'existence d'une HTP sur les mesures invasives avec une sensibilité et une spécificité de 89%.[67]

L'estimation de la POD repose sur l'évaluation du diamètre et de la compliance inspiratoire de la veine cave inférieure. Cette méthode d'estimation n'est valable que pour le patient en ventilation spontanée. Pour ce faire, les recommandations américaines et européennes concernant l'analyse échographique des cavités droites proposent le tableau suivant (cf. **Tableau 4**).[63]

Tableau 4 : Estimation simplifiée de la POD en fonction de la taille et du collapsus inspiratoire de la veine cave inférieure (d'après les recommandations ASE et EAE de 2010 concernant l'évaluation des cavités cardiaques droites chez l'adulte).[63]

Diamètre de la veine cave inférieure en expiration	Collapsus inspiratoire	Estimation de la POD
≤ 21 mm	> 50 %	3 mmHg
≤ 21 mm	< 50 %	8 mmHg
> 21 mm	> 50 %	8 mmHg
> 21 mm	< 50 %	15 mmHg

Les erreurs d'estimation de la POD sont fréquentes. Ainsi, la valeur de la VmaxIT est de plus en plus utilisée aux dépens de l'estimation de la PAPs. En cas de FA, un moyennage sur 5 à 10 mesures est nécessaire. Dans les recommandations européennes de 2009, l'HTP est : improbable pour une VmaxIT < 2,8 m/s (en l'absence de signe clinique ou échographique associé), possible entre 2,9 et 3,4 m/s et probable au-delà de 3,4 m/s.[59]

L'étude du flux d'insuffisance pulmonaire (IP) peut aussi permettre une estimation des pressions pulmonaires (cf. **Figure 10**). Son analyse est d'autant plus importante s'il n'existe pas d'IT enregistrable ou que celle-ci est ininterprétable. En revanche, l'utilisation de l'IP n'est pas possible en cas d'adiastolie ou d'IP massive. En présence d'une IT mesurable, elle permet de comparer les valeurs obtenues. Outre la PAPs, le flux d'IP permet l'estimation échographique de la PAPm et de la PAPd grâce à l'équation de Bernoulli simplifiée et aux calculs suivants (vitesses en m/s et pressions en mmHg) :

$$PAPm = 4 \times Vpd^2 + POD$$

$$PAPd = 4 \times Vtd^2 + POD$$

$$PAPs = 3\ PAPm - 2\ PAPd$$

Vpd = Vitesse protodiastolique de l'IP
Vtd = Vitesse télédiastolique de l'IP

Plus encore que pour la mesure des pressions pulmonaires par l'IT, l'estimation de la POD est importante car elle représente une partie importante de la pression à évaluer et parce que l'erreur est multipliée. L'estimation de la POD repose sur la même méthode que pour l'IT.

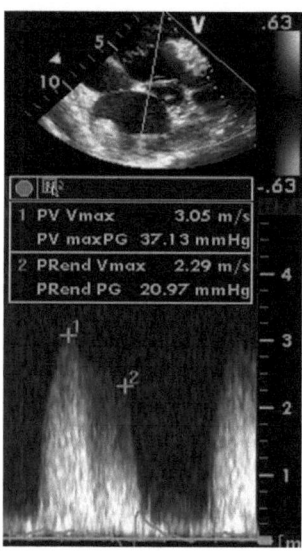

Figure 10 : Doppler continu d'un flux d'insuffisance pulmonaire en faveur d'une HTP :

Vpd = 3,05 m/s ➔ PAPm = 37 mmHg + POD

Vtd = 2,29 m/s ➔ PAPd = 21 mmHg + POD

(tiré des recommandations ASE et EAE de 2010 concernant l'évaluation des cavités cardiaques droites chez l'adulte).[63]

En cas de communication interventriculaire ou de canal artériel, l'analyse en Doppler continu du flux du shunt peut permettre l'estimation des pressions pulmonaires. La principale difficulté est de s'aligner correctement avec le flux à mesurer. Dans ces 2 cas, la pression artérielle systolique (PAS) mesurée au brassard est assimilée à la pression systolique du ventricule gauche (en l'absence de sténose artérielle sous clavière) à laquelle on soustrait le gradient systolique du shunt calculé par l'équation de Bernoulli simplifiée. On obtient ainsi l'équation suivante :

$$PAPs = PAS - 4 \times V^2$$

- Signes indirects :

La recherche des signes indirects d'HTP consiste à évaluer un retentissement cardiaque de l'éventuelle HTP. Ces signes qualitatifs sont moins spécifiques mais peuvent faire évoquer le diagnostic d'HTP en l'absence de signe direct quantifiable.

Le flux d'éjection pulmonaire est normalement ogival avec un sommet mésosystolique. En présence d'une HTP, ce flux se modifie : il devient triangulaire avec un pic précoce. Un temps d'accélération pulmonaire, temps entre le début de l'éjection pulmonaire et le pic du flux, inférieur à 90 ms est aussi en faveur d'une HTP. A un stade avancé d'HTP, un notch peut apparaître. Il s'agit d'une encoche mésosystolique du flux d'éjection pulmonaire. Ce signe indirect peut également être observé en mode TM au niveau de la valve pulmonaire où il existe une encoche mésosystolique correspondant à la fermeture partielle de la valve pulmonaire en méso systole ventriculaire droite.

Un retentissement peut aussi s'observer sur les **cavités droites**. Le signe le plus précoce est la dilatation de l'oreillette et du ventricule droit. Normalement, la surface diastolique du ventricule droit est inférieure à 25 cm² et le rapport des diamètres VD/VG en coupe apicale des 4 cavités est inférieur à 0,6.[63] Quand le ventricule droit se dilate, ce rapport devient supérieur à 0,6, voire supérieur à 1 lorsque la dilatation est importante. Plus tardivement, la courbure du septum interventriculaire s'inverse et refoule vers le ventricule gauche. En coupe parasternale petit axe, le ventricule gauche a alors une forme en « D » à la place de sa forme habituelle en « O » (cf. **Figure 11**). Le septum interventriculaire devient dyskinétique voire paradoxal. Pour lutter contre l'hyperpression pulmonaire, les parois du ventricule droit s'hypertrophient selon la loi de Laplace (à la manière de l'hypertrophie ventriculaire gauche du RA). On considère que le ventricule droit est hypertrophique lorsque sa paroi latérale mesure plus de 5 mm d'épaisseur en coupe sous costale. Plus tard, l'HTP aboutit à une dysfonction systolique et diastolique du ventricule droit puis à une baisse du débit cardiaque. Les indices de fonction systolique ventriculaires droits tels que le TAPSE, l'onde S en Doppler tissulaire à l'anneau tricuspide, la fraction de raccourcissement de surface et l'indice de Tei sont altérés.

Tableau 5 : Probabilité diagnostique d'HTP selon des critères échographiques (d'après les recommandations ESC 2009 sur le diagnostic et le traitement de l'hypertension pulmonaire).[59]

	Classe	Niveau de preuve
Hypertension pulmonaire improbable : • Vitesse maximale de l'IT ≤ 2,8 m/s, • PAPs ≤ 36 mmHg, • Absence de signe indirect d'HTP	I	B
Hypertension pulmonaire possible : • Vitesse maximale de l'IT ≤ 2,8 m/s, • PAPs ≤ 36 mmHg, • Présence de signes indirects d'HTP	IIa	C
• Vitesse maximale de l'IT entre 2,9 et 3,4 m/s, • PAPs entre 37 et 50 mmHg, • Avec ou sans signe indirect d'HTP	IIa	C
Hypertension pulmonaire probable : • Vitesse maximale de l'IT > 3,4 m/s, • PAPs > 50 mmHg, • Avec ou sans signe indirect d'HTP	III	C

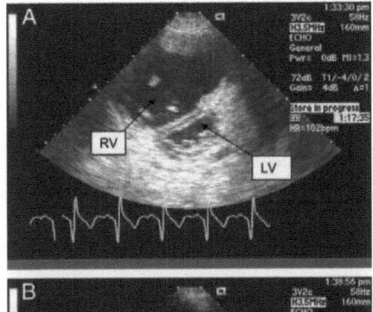
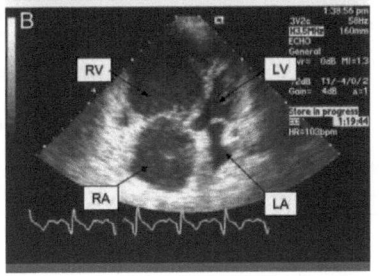

Figure 11 : Dilatation des cavités droites en échographie trans thoracique sur une coupe para sternale petit axe (A) et une coupe apicale des 4 cavités (tiré des recommandations ASE et EAE de 2010 concernant l'évaluation des cavités cardiaques droites chez l'adulte).[63]

Notez l'aplatissement du septum interventriculaire avec l'aspect en forme de D » du ventricule droit sur la coupe parasternale petit axe (A).

LA = Oreillette gauche ; LV = ventricule gauche ; RA = Oreillette droite ; RV = Ventricule droit.

b. Hémodynamiques

A l'issue de l'évaluation échographique, la prise en considération des symptômes du patient, de ses antécédents et de sa probabilité échographique d'HTP permet de définir une conduite à tenir. Lorsque le patient présente de façon isolée soit des symptômes d'HTP, soit des facteurs de risque d'HTP soit une HTP « possible » à l'ETT ; une surveillance échographique est nécessaire afin de démasquer une éventuelle HTP débutante. Quand il existe des signes fonctionnels évocateurs associés à une « possible » HTP échographique (d'autant plus s'il existe des facteurs de risque d'HTP) ou quand l'HTP est « probable » à l'ETT, une mesure invasive des pressions pulmonaires par cathétérisme cardiaque droit pourra être pratiquée.[59] Rappelons que seule la mesure invasive d'une PAPm supérieure ou égale à 25 mmHg permet le diagnostic d'HTP. Dans le RA, ce cathétérisme cardiaque droit est rarement réalisé. Dans le meilleur des cas, il est pratiqué au cours du cathétérisme cardiaque gauche lors de l'évaluation préopératoire d'un RA serré. Ceci explique l'absence de données concernant l'HTP et le RA sur des mesures invasives avant un TAVI.

Le cathétérisme cardiaque droit est un examen stérile pratiqué depuis longtemps, il nécessite une technique rigoureuse afin d'obtenir des résultats fiables et de limiter les risques de complications qui sont rares mais potentiellement graves. Cet examen permet de mesurer directement les pressions pulmonaires et cardiaques droites, d'estimer le débit cardiaque et de calculer les résistances vasculaires pulmonaires. Le premier temps de l'examen est représenté par la ponction d'une veine profonde (jugulaire, fémorale ou basilique) sous anesthésie locale afin de monter un guide dans la lumière du vaisseau. Ce guide permettra de mettre en place l'introducteur veineux par lequel la sonde de « Swan Ganz » sera introduite. Cette sonde de 7 à 7,5 French porte le nom de ses 2 inventeurs américains et est utilisée depuis les années 70. Elle mesure environ 110 cm de long et est raccordée à un manomètre extérieur permettant la mesure des pressions.

Le cathéter de Swan Ganz est monté par voie veineuse jusqu'à une branche de l'artère pulmonaire. Un ballonnet, situé à son extrémité, a préalablement été gonflé avec du sérum physiologique dans la veine cave ou l'oreillette droite. Ce ballon permet d'occlure une branche de l'artère pulmonaire pour interrompre le flux sanguin. La pression alors enregistrée par la lumière distale de la Swan Ganz correspond à la pression capillaire pulmonaire moyenne (PCP). La PCP, aussi appelée « pression artérielle pulmonaire d'occlusion » (PAPo), reflète la pression atriale gauche et donc la pression télédiastolique du ventricule gauche, transmise de façon rétrograde par la colonne de sang jusqu'à l'extrémité distale du cathéter. Le ballonnet distal est ensuite dégonflé et les pressions sont mesurées en retirant progressivement la sonde : dans l'artère pulmonaire, dans le ventricule droit puis dans l'oreillette droite. Par convention, les pressions sont mesurées en fin d'expiration pour éviter les fluctuations respiratoires.

Les résistances vasculaires pulmonaires (RVP) et systémiques (RVS) se calculent à partir des données issues du cathétérisme cardiaque complet et des équations suivantes (résistances exprimées en Unités Wood) :

$$RVS = PAm / Qc$$
$$RVP = GTP / Qc$$

RVS = Résistances vasculaires systémiques (UW)
RVP = Résistances vasculaires pulmonaires (UW)
PAm = Pression aortique moyenne (mmHg)
GTP = Gradient Tans Pulmonaire (mmHg)
Qc = Débit cardiaque (L/min)

Il existe 2 techniques pour la mesure du débit cardiaque (Qc) :

- La plus utilisée est la **thermodilution**. Cette technique consiste à injecter 10 mL de sérum physiologique froid via l'extrémité proximale de la Swan Ganz. Après cette injection, des capteurs thermiques proximaux et distaux (situés plus loin au niveau d'une artère pulmonaire) vont enregistrer les variations de température afin de calculer le Qc en fonction de la courbe de dilution de l'indicateur thermique. Un moyennage d'au moins 3 mesures permet d'obtenir le Qc. La limite de cette méthode est le manque de fiabilité dans certaines situations : bas débit cardiaque et shunt intra cardiaque.
- La **méthode de Fick** se fait par l'intermédiaire d'un calcul se basant sur la différence artérioveineuse des concentrations sanguines en oxygène au niveau de l'artère pulmonaire et d'une artère radiale. Elle est indiquée chez les patients présentant un shunt intra cardiaque, principalement dans l'exploration de certaines cardiopathies congénitales.

$$Qc = VO_2 / (CaO_2 - CvO_2)$$

Qc = Débit cardiaque
VO_2 = Consommation en oxygène
CaO_2 = Concentration en oxygène du sang artériel
CvO_2 = Concentration en oxygène du sang veineux mêlé

3. Définitions

a. Echographiques

Le diagnostic d'HTP peut être évoqué sur la clinique, en cas d'antécédent et/ou de signes compatibles : dyspnée initialement, puis à un stade plus évolué, œdèmes des membres inférieurs, hépatalgies, palpitations, douleurs thoraciques, hémoptysies... A ce stade, une ETT sera pratiquée pour dépister une éventuelle HTP sur des signes directs ou indirects. Les signes directs se basent sur l'estimation des pressions pulmonaires par l'analyse de différents flux : insuffisance tricuspide (IT) et insuffisance pulmonaire (IP) voire communication inter ventriculaire et canal artériel en cas de shunt gauche-droit. Les signes indirects reposent quant à eux sur l'étude des conséquences d'une possible HTP, principalement sur le ventricule droit et le septum inter ventriculaire. Cependant, les limites échographiques sont nombreuses et le diagnostic d'HTP ne peut être validé que par les données hémodynamiques invasives d'un cathétérisme cardiaque droit.

b. Hémodynamiques

Bien que les cardiopathies gauches représentent la première cause d'HTP, les données épidémiologiques sont moins fournies dans ce groupe que dans les HTAP du groupe 1. Les dernières recommandations de l'European Society of Cardiology de 2009 définissent l'HTP comme une élévation de la pression artérielle pulmonaire moyenne (PAPm) au-delà de 25 mmHg au repos.[59] Initialement, l'HTP pouvait également être diagnostiquée sur une élévation de la PAPm supérieure à 30 mmHg à l'effort mais ce critère a été supprimé dans ces dernières recommandations européennes de 2009 suite aux résultats de plusieurs études ayant montré que la PAPm d'effort pouvait dépasser les 30 mmHg chez des patients sains, en particulier après 50 ans.[68] Chez les patients du groupe 1, l'augmentation du niveau de la PAPm de repos est associée à une PAPo normale (inférieure ou égale à 15 mmHg). L'HTP est « précapillaire ». Ce type d'HTP est appelé hypertension artérielle pulmonaire (HTAP) en raison de l'existence physiopathologique d'un certain degré de vasoréactivité artériolaire pulmonaire.

L'HTP du groupe 2 est « postcapillaire », c'est-à-dire qu'elle se différencie des autres groupes par l'élévation de la PAPo au-dessus de 15 mmHg. Les pressions pulmonaires sont augmentées proportionnellement à l'augmentation de la pression capillaire causée par la cardiopathie gauche d'amont. A ce stade, l'HTP est dite postcapillaire « passive ». Plus tard, une élévation des RVP apparait, à l'instar de l'HTAP du groupe 1. Celle-ci vient s'associer à l'augmentation passive de la pression capillaire et l'HTP devient disproportionnée ou « réactive ». Le diagnostic d'HTP postcapillaire réactive est aussi hémodynamique, il est défini par un gradient transpulmonaire (GTP) dépassant les 12 mmHg. Ce GTP se calcule par la simple soustraction PAPm − PAPo. On retrouve parfois cette forme d'HTP réactive du groupe 2 sous les termes d'HTP « mixte » ou d'HTP « disproportionnée » bien que ces dénominations ne soient pas recommandées. Pour des raisons qui restent mal connues, certains patients évoluent vers une HTP post capillaire réactive et d'autres non malgré une insuffisance ventriculaire gauche avancée. Certains auteurs préfèrent utiliser le gradient transpulmonaire diastolique (GTPd) obtenu par la soustraction PAPd − PAPo. Ce gradient diastolique est moins sensible aux variations du débit cardiaque, des conditions de charge et de la pression atriale gauche par rapport au GTP classique. Un GTPd ≥ 7 mmHg définirait une « HTP post capillaire avec une part précapillaire ».[69]

Les valeurs de pressions citées ci-dessus dépendent du débit cardiaque (Qc) et ne sont valables qu'en cas de débit normal ou diminué. Certains cardiologues préfèrent utiliser la valeur des résistances vasculaires pulmonaires (RVP) définie par le rapport GTP/Qc ce qui permet de normaliser le GTP par rapport au Qc. Le seuil le plus souvent utilisé est alors de 3 Unités Wood (UW, 1UW = 80 dynes.sec.cm^{-5}). Cependant, les causes d'erreur concernant la mesure du Qc sont nombreuses ce qui fait que l'intérêt de l'utilisation des RVP est discuté.

Tableau 6 : Définitions hémodynamiques de l'hypertension pulmonaire, tiré des Recommandations ESC 2009 sur le diagnostic et le traitement de l'hypertension pulmonaire.[59]

Définition	Hémodynamique	Groupe d'HTP
HTP	PAPm ≥ 25 mmHg	Tous
HTP pré capillaire	PAPm ≥ 25 mmHg PCP ≤ 15 mmHg Qc normal ou diminué	Tous sauf groupe 2
HTP post capillaire	PAPm ≥ 25 mmHg PCP > 15 mmHg Qc normal ou diminué	Groupe 2
Passive	GTP ≤ 12 mmHg	
Réactive	GTP > 12 mmHg	

GTP = Gradient trans pulmonaire (GTP = PAPm – PCP) ; HTP = Hypertension pulmonaire ; PAPm = Pression artérielle pulmonaire moyenne ; PCP = Pression capillaire moyenne ; Qc = Débit cardiaque.

c. Classification de Dana Point

La classification de Dana Point différencie les types d'HTP en 5 groupes distincts selon leurs caractéristiques cliniques, physiopathologiques, thérapeutiques et pronostiques. Tous ces groupes ont en commun une élévation des pressions pulmonaires mais l'approche diagnostique et thérapeutique est particulière à chaque classe. La classification actuelle de Dana Point remplace depuis 2008,[8] l'ancienne classification d'Evian – Venise.[70] Elle est le fruit d'un consensus d'experts et est régulièrement mise à jour. Sa dernière version date d'octobre 2013 (cf. **Tableau 7**).[9]

Voici une description brève des principaux groupes d'hypertension pulmonaire décrits dans la classification de Dana Point :

- **Groupe 1** : Il rassemble les hypertensions artérielles pulmonaires (HTAP). D'un point de vue physiopathologique, l'HTP est causée par une vasoconstriction artériolaire. Pour cette raison, il existe un traitement commun aux pathologies regroupées dans cette classe. L'un des but principal de ce traitement est de diminuer cette vasoréactivité afin de faire baisser les pressions pulmonaires et ainsi retarder voire empêcher l'évolution de l'HTAP. Les étiologies de ce groupe 1 sont dans l'ordre : l'HTAP idiopathique, l'HTAP héréditaire avec ou sans mutation génétique identifiée, les HTAP dites toxiques (dont la principale cause sont la prise d'anorexigènes), et enfin les HTAP associées à certaines pathologies (connectivites, virus d'immunodéficience humaine, hypertension portale, cardiopathies congénitales et schistosomiase).
- **Groupe 1'** : Cette classe d'HTAP ne contient qu'une pathologie : la maladie veino occlusive (plus rarement appelée hémangiomatose capillaire pulmonaire). Il existe des nombreuses caractéristiques communes entre cette maladie et les autres HTAP du groupe 1 même si quelques différences ont amené les experts à la séparer du reste du groupe 1.

- **Groupe 2** : C'est le groupe qui nous intéresse plus particulièrement dans ce travail puisque c'est celui qui rassemble les HTP dues à des cardiopathies gauches dont le RA fait bien entendu parti. Le mécanisme physiopathologique initial commun à l'HTP du groupe 2 est l'élévation des pressions de remplissage ventriculaire gauche, transmise aux poumons par l'intermédiaire des veines pulmonaires. Comme la plupart des autres groupes, celui-ci est séparé en différents sous-groupes qui sont au nombre de 4 :
    - 2.1 : Dysfonction systolique ventriculaire gauche
    - 2.2 : Dysfonction diastolique ventriculaire gauche
    - 2.3 : Valvulopathies mitrales et aortiques
    - 2.4 : Obstruction congénitale ou acquise au remplissage ou à l'éjection ventriculaire gauche et cardiomyopathies congénitales
- **Groupe 3** : Ce groupe rassemble les HTP engendrées par les maladies pulmonaires et/ou l'hypoxie chronique comme : la broncho-pneumopathie chronique obstructive, les pneumopathies interstitielles, les autres maladies pulmonaires dues à un syndrome mixte (obstructif et restrictif), le syndrome d'apnées du sommeil, les hypoventilations alvéolaires, l'exposition chronique à une altitude élevée et les maladies du développement pulmonaire.
- **Groupe 4** : Il s'agit de l'hypertension artérielle pulmonaire post embolique
- **Groupe 5** : C'est une classe regroupant des pathologies très différentes pour lesquelles les mécanismes physiopathologiques sont multiples ou encore mal compris. Ce groupe se compose : d'hémopathies, de maladies de système (comme la sarcoïdose par exemple), de maladies métaboliques et d'autres pathologies diverses dont fait partie l'insuffisance rénale chronique…

Tableau 7 : Classification de Dana Point, actualisée en décembre 2013. Les groupes mis à jour apparaissent en gras (d'après Simonneau et al. J Am Coll Cardiol. 2013).[9]

1. Pulmonary arterial hypertension
    1.1 Idiopathic PAH
    1.2 Heritable PAH
    1.2.1 BMPR2
    1.2.2 ALK-1, ENG, **SMAD9, CAV1, KCNK3**
    1.2.3 Unknown
    1.3 Drug and toxin induced
    1.4 Associated with:
    1.4.1 Connective tissue disease
    1.4.2 HIV infection
    1.4.3 Portal hypertension
    1.4.4 Congenital heart diseases
    1.4.5 Schistosomiasis
  1′ Pulmonary veno-occlusive disease and/or pulmonary capillary hemangiomatosis
  1″. **Persistent pulmonary hypertension of the newborn (PPHN)**
2. Pulmonary hypertension due to left heart disease
    2.1 Left ventricular systolic dysfunction
    2.2 Left ventricular diastolic dysfunction
    2.3 Valvular disease
    2.4 Congenital/acquired left heart inflow/outflow tract obstruction and congenital cardiomyopathies
3. Pulmonary hypertension due to lung diseases and/or hypoxia
    3.1 Chronic obstructive pulmonary disease
    3.2 Interstitial lung disease
    3.3 Other pulmonary diseases with mixed restrictive and obstructive pattern
    3.4 Sleep-disordered breathing
    3.5 Alveolar hypoventilation disorders
    3.6 Chronic exposure to high altitude
    3.7 Developmental lung diseases
4. Chronic thromboembolic pulmonary hypertension (CTEPH)
5. Pulmonary hypertension with unclear multifactorial mechanisms
    5.1 Hematologic disorders: **chronic hemolytic anemia**, myeloproliferative disorders, splenectomy
    5.2 Systemic disorders: sarcoidosis, pulmonary histiocytosis, lymphangioleiomyomatosis
    5.3 Metabolic disorders: glycogen storage disease, Gaucher disease, thyroid disorders
    5.4 Others: tumoral obstruction, fibrosing mediastinitis, chronic renal failure, **segmental PH**

*5th WSPH Nice 2013. Main modifications to the previous Dana Point classification are in **bold**.
BMPR = bone morphogenic protein receptor type II; CAV1 = caveolin-1; ENG = endoglin; HIV = human immunodeficiency virus; PAH = pulmonary arterial hypertension.

4. Physiopathologie

L'HTP est une complication fréquente dans le RA ; selon les études, 15 à 20% des patients ont une HTP sévère.[11,61] Comme nous l'avons vu précédemment, l'HTP survient à une phase avancée du RA. L'élévation de la postcharge causée par la sténose aortique est à l'origine du développement d'une hypertrophie concentrique et d'une fibrose interstitielle ventriculaires gauches. Ces 2 phénomènes adaptatifs engendrent une dysfonction diastolique qui augmente les pressions de remplissage et la pression atriale gauche. L'augmentation aiguë et/ou chronique de la pression au niveau de l'oreillette gauche joue un rôle physiopathologique clé dans l'apparition de HTP du groupe 2 de Dana Point.

a. Stress capillaire et remodelage artériel

Cette élévation de la pression atriale se transmet en amont à la vascularisation pulmonaire et finit par aboutir à un remodelage capillaire, artériolaire puis artériel (cf. **Figure 12**).

- A la **phase capillaire** initiale, des lésions induites par l'hyperpression et le stress pariétal vont apparaître. La perte de l'intégrité cellulaire entraine un œdème interstitiel et diminue la réabsorption du liquide alvéolaire.[71] Ce phénomène est également retrouvé au cours de situations physiologiques comme l'activité sportive intense ou l'exposition à une haute altitude mais aussi dans l'œdème pulmonaire. Il est initialement réversible : après normalisation de la pression atriale gauche, la membrane alvéolocapillaire est capable de retrouver sa forme initiale et l'œdème est réabsorbé.[72] En revanche, si les pressions de remplissage restent élevées, il va devenir le point de départ d'un processus d'adaptation cellulaire qui s'avèrera irréversible et néfaste pour la membrane alvéolo capillaire et les échanges gazeux à long terme.[73] Les facteurs rendant les lésions irréversibles sont mal connus mais il semblerait que la réexpression de certains gènes fœtaux, l'action locale de facteurs de croissance, de l'angiotensine II, de l'endothéline-1 ou du NO et l'hypoxie jouent un rôle important.⁽⁷⁴⁾ Ainsi, les barotraumatismes chroniques entrainent des lésions définitives au niveau de la vascularisation capillaire pulmonaire. La membrane alvéolo capillaire s'épaissit par accumulation de collagène de type 4 ce qui entrave les échanges gazeux.

- C'est à la **phase artérielle** que des changements au niveau des parois des artérioles et des artères de moyen calibre vont intervenir. L'intima et la média vont s'épaissir par migration de cellules musculaires lisses. Les barotraumatismes induisent des lésions endothéliales qui permettent aux protéines sériques de pénétrer dans l'espace interstitiel du vaisseau. L'arrivée de ces protéines active des enzymes lytiques (élastase et métalloprotéases) qui détruisent la matrice extra cellulaire et la limitante élastique interne. Ces mêmes enzymes stimulent la croissance des cellules musculaires lisses, la formation de fibromyocytes et la synthèse de collagène et d'élastine. Quand l'hypertrophie de la média artérielle devient suffisamment importante, un processus « d'artérialisation » veineuse se met en route. Des anastomoses entre les réseaux vasculaires bronchiques et pulmonaires se développent entrainant une congestion et une dilatation des veines bronchiques. Contrairement à l'HTAP, il n'y a pas de lésion plexiforme dans les HTP du groupe 2 de Dana Point. A ce stade, le traitement étiologique de l'élévation de la pression atriale gauche (valvulopathie, insuffisance cardiaque sévère...) ne permet qu'une régression modérée du remodelage artériel.

Tous ces changements structurels que ce soit au niveau capillaire ou artériel, constituent le point de départ d'anomalies fonctionnelles qui aggraveront et entretiendront l'HTP.

Figure 12 : Schéma physiopathologique (d'après Guazzi. Chest. 2003).[74]

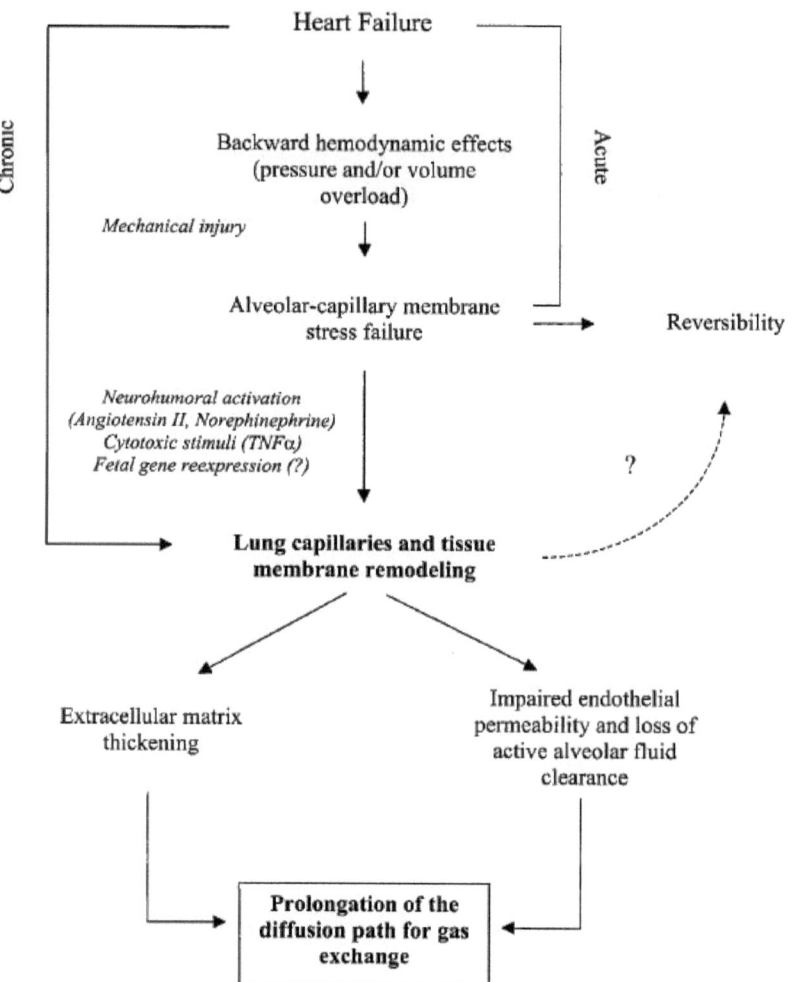

b. Anomalies de la vasoréactivité et dysfonction endothéliale

L'élévation des résistances vasculaires pulmonaires dans les HTP du groupe 2 est liée à une augmentation tonus musculaire lisse vasculaire au niveau de la vascularisation pulmonaire. Ce tonus excessif est la conséquence d'une dysfonction endothéliale, responsable d'un déséquilibre local entre facteurs procontractiles (endothéline-1) et myorelaxants (NO et prostaglandines). Ces molécules sont les cibles des principaux traitements dans l'HTAP. A ce stade, l'HTP devient post capillaire réactive.[75]

- **Voie de l'oxyde nitrique (NO)** : Le NO est fabriqué à partir de son précurseur, l'arginine, par une enzyme appelée « NO synthase ». Il active la guanylate cyclase intracellulaire. L'augmentation de la concentration de guanosine monophosphate cyclique (GMPc) à l'intérieur de la cellule a une action vasodilatatrice. Le GMPc intracellulaire est détruit par une enzyme appelée la phosphodiestérase de type 5 (PDE5). Le NO régule le tonus basal des cellules musculaires lisses vasculaires permettant de maintenir les résistances vasculaires pulmonaires à un bas niveau et vasodilate les artères pour augmenter le débit pulmonaire en réponse à certains stimuli comme l'hypoxie par exemple. Cooper et al. ont montré que la perfusion systémique d'acétylcholine, agoniste de la NO synthase, permettait d'augmenter le débit sanguin pulmonaire.[76] Inversement, la perfusion d'un inhibiteur de la NO synthase entraine une vasoconstriction qui : augmente la pression artérielle aortique et pulmonaire,[77] aggrave l'hypoxie induite par une vasoconstriction [78] et diminue la perméabilité de la membrane alvéolo capillaire.[79] Chez l'insuffisant cardiaque, des études ont montré la diminution de la vasoréactivité liée au NO parmi les patients qui avaient une élévation des pressions pulmonaires ou des RVP.[80,81] Ces études suggèrent l'existence d'une dysfonction endothéliale entrainant la perte de la régulation du tonus vasculaire par le NO en cas d'HTP du groupe 2. Par ailleurs, le NO a également d'autres fonctions sur la vascularisation pulmonaire : il empêche la prolifération et l'hypertrophie des cellules musculaires lisses et a une action antiagrégante, prévenant la formation et l'adhésion de thrombus sur l'endothélium vasculaire.

- **Endothéline-1 (ET-1)** : L'ET-1 est un peptide de 21 acides aminés découvert en 1988 par Yanagisawa et son équipe.[82] Il est largement présent au sein de l'endothélium pulmonaire. Deux types de récepteur à l'ET-1 existent chez l'Homme : le récepteur ETa et ETb. Le récepteur ETa est situé sur les cellules musculaires lisses des artères pulmonaires, son activation entraine une vasoconstriction puissante et stimule la croissance cellulaire. ETb se trouve sur la cellule endothéliale, son activation entraine une vasodilatation par la libération de NO et de prostacycline.[83] Ce deuxième type de récepteur joue également un rôle important dans l'élimination de l'ET-1.[84] Le ratio ETa/ETb chez l'Homme est d'environ 9/1. A cause de cette répartition, les principales propriétés de l'ET-1 sont : une vasoconstriction et une stimulation de la croissance cellulaire accentuant le remodelage vasculaire. Par ailleurs, l'ET-1 augmenterait la synthèse du collagène. Toutes ces actions participent à l'aggravation de l'HTP. Or, plusieurs études ont montré une augmentation de la concentration sérique en ET-1, notamment dans l'HTP du groupe 2.[85] Ce paramètre biologique serait également un puissant facteur prédictif de mortalité dans l'insuffisance cardiaque.

- **Prostaglandines** : Les prostaglandines sont des molécules issues de l'acide arachidonique. La prostacycline en fait partie. Elles sont vasodilatatrices par activation d'une adénylate cyclase intracellulaire. Tout comme le NO, la prostacycline possède une activité antiaggrégante plaquettaire. Malheureusement, elles ont peu été étudiées dans l'HTP du groupe 2 de Dana Point.

Figure 13 : Voies endothéliales de régulation du tonus vasculaire pulmonaire (d'après Guazzi et Borlaug. Circulation. 2012).[86]

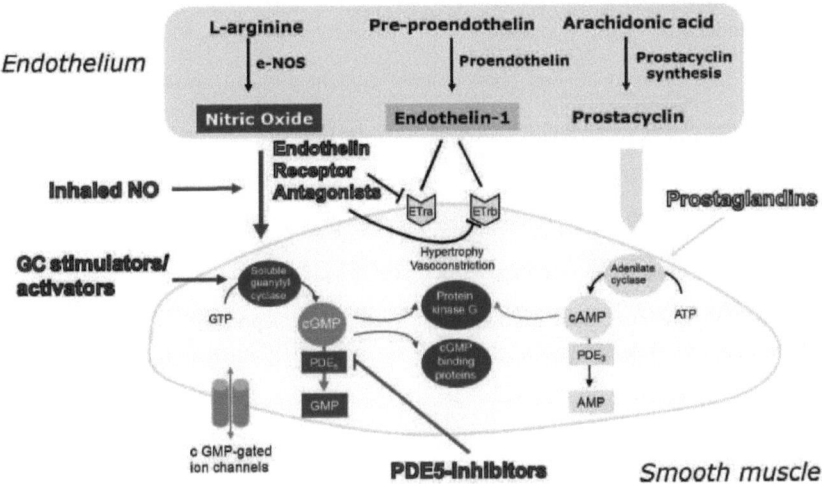

c. Evolution des pressions pulmonaires

Les différences hémodynamiques et anatomiques entre la circulation pulmonaire et la circulation systémique sont nombreuses. Les RVP sont 10 fois moins importantes que les résistances systémiques. La circulation générale est majoritairement composée d'artères résistantes, excepté au niveau de l'aorte. Physiologiquement, les artères pulmonaires sont élastiques et très compliantes, permettant de diminuer la différentielle systolo-diastolique et les barotraumatismes.

Initialement, le RA entraîne une élévation des pressions de remplissage ventriculaires gauches transmise aux veines et aux capillaires pulmonaires, entrainant une congestion vasculaire. A ce stade, les RVP sont normales et l'HTP est passive, reflétant l'élévation de la pression atriale gauche. Si l'étiologie persiste, le stress pariétal causé par les barotraumatismes va être responsable d'une dysfonction endothéliale et des lésions vasculaires vont commencer à apparaitre. Ces lésions, au départ réversibles, vont évoluer vers un remodelage artériel irréversible. Les artères pulmonaires de petit calibre sont les premières touchées, elles augmentent leur résistance et perdent petit à petit leur compliance. L'association de ces changements anatomiques au niveau artériel et de la dysfonction endothéliale vont augmenter les RVP. L'HTP deviendra réactive ou « mixte ». En 2013, Gerges et al. ont montré que les patients ayant une HTP réactive avec un gradient transpulmonaire diastolique (GTPd) élevé (≥ 7 mmHg) présentaient des lésions histologiques plus sévères (cf. **Figure 15**) et un moins bon pronostic. D'autres auteurs proposent même d'utiliser le GTPd dans une nouvelle définition de l'HTP du groupe 2.[69]

Figure 14 : Progression de l'HTP du groupe 2 : (a) normal (b) HTP passive : congestion veineuse par élévation des pressions de remplissage (c) HTP réactive : congestion veineuse passive associée à une vasoconstriction artérielle pulmonaire due au remodelage vasculaire et à la dysfonction endothéliale (d'après Lundgren et Radegran. Acta Physiol. 2014.).[75]

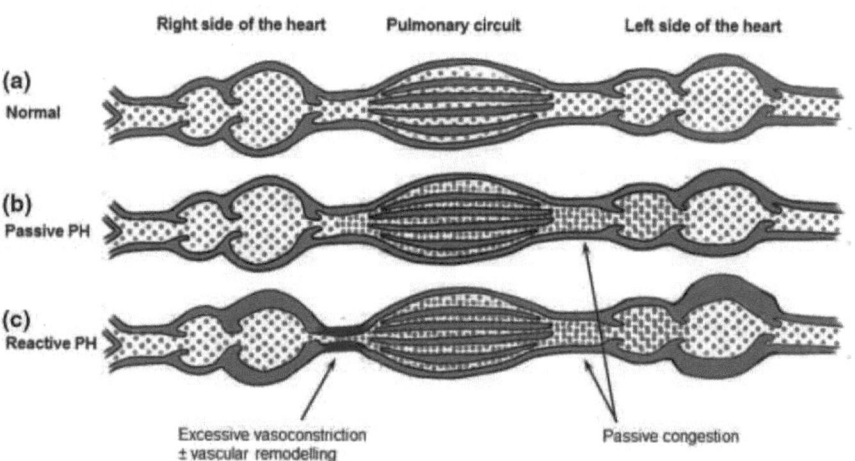

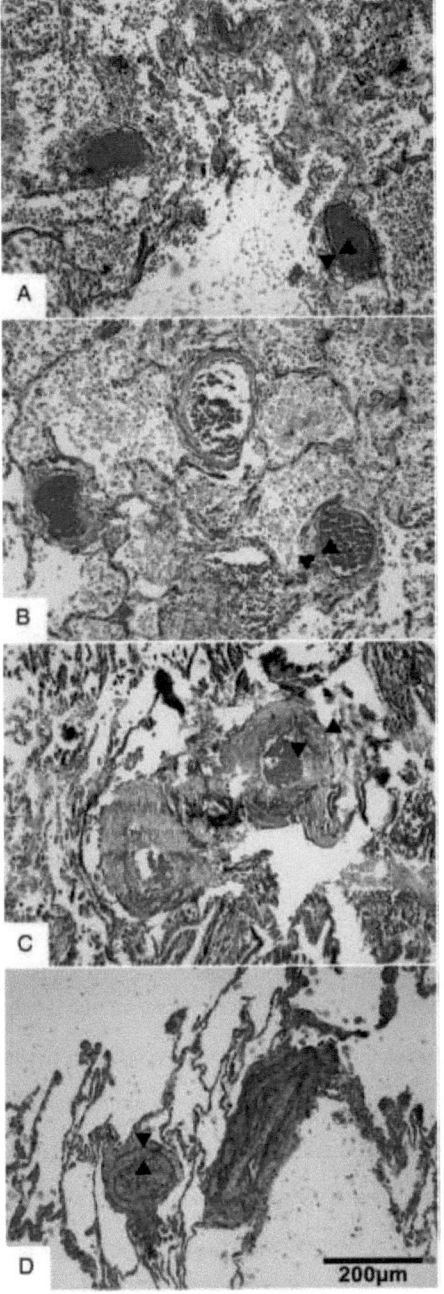

Figure 15 : Anomalies histologiques pulmonaires dans l'HTP du groupe 2 de la classification Dana Point :

- *A : HTP passive*
- *B : HTP réactive sans élévation du GTPd*
- *C : HTP réactive avec élévation du GTPd*
- *D : HTAP sévère*

Notez l'épaississement croissant de la paroi de l'endothélium vasculaire en rapport avec l'augmentation du nombre de cellules musculaires lisses (d'après Gerges et al. Chest. 2013.).[87]

d. Retentissement ventriculaire droit

Le ventricule droit est la victime finale de ces modifications anatomiques et fonctionnelles au niveau de la circulation pulmonaire. Les conséquences d'une défaillance ventriculaire droite sont : une congestion veineuse systémique aboutissant à une rétention hydrosodée se manifestant par des œdèmes des membres inférieures, des hépatalgies voire de l'ascite. Physiologiquement, la systole ventriculaire droite s'effectue contre une faible pression avec un temps de contraction isovolumique court et un temps d'éjection prolongé. Contrairement au ventricule gauche, le ventricule droit est très sensible à l'augmentation de postcharge, d'autant plus si celle-ci brutale. Cette sensibilité aux variations de pressions aiguës explique le risque mortel lié à certaines situations pathologiques comme l'embolie pulmonaire ou le syndrome de détresse respiratoire aiguë.

Heureusement, les processus contribuant à l'apparition et au développement d'une HTP sont beaucoup plus long à mettre en place et évoluent sur un mode chronique. Cette évolution permet au ventricule droit de s'adapter pour lutter contre l'obstacle qui s'aggrave progressivement. Pendant une longue période, plusieurs mécanismes adaptatifs se mettent en place simultanément permettant de retarder la rétention hydrosodée. Ce n'est que lorsqu'ils seront dépassés que l'insuffisance ventriculaire droite va apparaître.[88] Pour lutter contre la postcharge qui augmente, le ventricule droit va s'hypertrophier et se dilater progressivement. Ces phénomènes ont pour but d'augmenter le volume d'éjection systolique tout en permettant au ventricule droit de se contracter plus efficacement. A partir d'un certain stade, cette adaptation va s'avérer néfaste. L'hypertrophie ventriculaire droite va augmenter les besoins en oxygène et diminuer la perfusion des couches myocardiques sous endocardiques alors que la dilatation du ventricule droit va augmenter le stress pariétal. Combinés, ces effets vont provoquer l'apparition d'une ischémie myocardique pouvant devenir symptomatique à l'effort. Par ailleurs, la dilatation de l'anneau ventriculaire droite va engendrer une régurgitation tricuspide d'origine fonctionnelle. Cette fuite tricuspide représente un volume sanguin inefficace en terme hémodynamique mais elle permet aussi au ventricule droit de se décharger quand l'obstacle artériel pulmonaire devient trop important en fonctionnant comme une soupape. Les 2 ventricules sont dans le même sac péricardique dont l'extensibilité est limitée. Par conséquent, l'élévation de la pression ventriculaire droite et la dilatation du ventricule droit réduisent le volume du ventricule gauche par bombement du septum interventriculaire en sa direction.

Finalement, lorsque la dilatation et l'hypertrophie ventriculaires droites seront trop importantes, une dysfonction systolique et diastolique vont se développer. Ils aboutissent à une insuffisance cardiaque droite chronique par élévation des pressions de remplissage et diminution du débit cardiaque droit. L'activation neuro hormonale réactionnelle favorisera une rétention hydro sodée rénale. La congestion veineuse sera alors responsable d'une extravasation de liquide dans le secteur interstitiel des zones déclives et dans les séreuses puis d'une défaillance multiviscérale.

Figure 16 : Schéma montrant l'adaptation cardiaque et ventriculaire droite à la progression de l'hypertension pulmonaire à différents stades de la maladie (d'après Champion et al. Circulation. 2009.).[88]

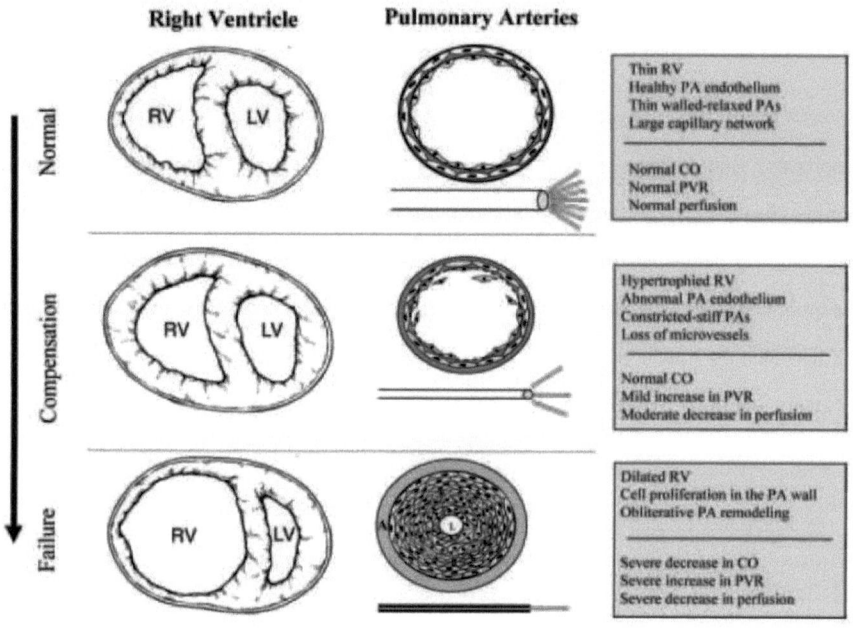

5. Traitements spécifiques

Le premier traitement de l'hypertension pulmonaire secondaire à un RA reste le RVA qu'il soit chirurgical ou percutané. Cam et al. ont montré la supériorité du RVA chirurgical par rapport au traitement médical en cas de RA compliqué d'HTP sévère (définie par une PAPm > 35 mmHg).[89] Malheureusement, de nombreux patients ne sont pas traités à temps, soit par refus soit par méconnaissance de la maladie. En 2005, avant l'expansion mondiale du TAVI, 1/3 des patients de plus de 75 ans porteurs de RA ne bénéficiait pas d'un RVA.[90] Ainsi, de nombreux malades consultent tardivement avec une valvulopathie aortique évoluée et compliquée d'HTP. Ceci est d'autant plus vrai dans le cadre du TAVI, qui concerne des patients âgés, aux lourdes comorbidités, ayant parfois eu plusieurs dilatations aortiques avant d'envisager la procédure. Or, nous avons vu que l'apparition d'une HTP avant un RVA chirurgical, d'autant plus si elle est réactive, augmente la mortalité opératoire et à long terme. Plus récemment, cette même constatation a été faite sur des données échographiques après un TAVI.[11,91] Quand les lésions vasculaires pulmonaires sont sévères, les résistances vasculaires pulmonaires peuvent même continuer à évoluer pour leur propre compte malgré le RVA.[62] Il pourrait être intéressant de traiter ces patients atteints d'HTP liée au RA pour : diminuer l'évolution de l'HTP avant le RVA, diminuer le risque de mortalité lié à la procédure et empêcher ou ralentir l'aggravation de l'HTP après le RVA.

Pour toutes ses raisons, quelques traitements de l'HTAP classique ont été essayés au cours de l'HTP compliquant un RA. Malheureusement, les études concernant le sujet restent rares et le traitement spécifique de l'HTP dans cette indication n'en est qu'à ses balbutiements. Pour le moment, l'apparition d'une HTP n'intervient pas dans le choix du moment de recours au RVA et aucun traitement spécifique de l'HTP n'est recommandé dans le cadre RA que ce soit en Europe ou en Amérique du Nord.[59,92]

a. Inhibiteurs de la phosphodiestérase de type 5

Les inhibiteurs de la phosphodiestérase de type 5 (IPDE5) sont des médicaments qui simulent l'action du NO des cellules endothéliales. Ils empêchent la dégradation du GMPc intracellulaire par la PDE5. L'augmentation du GMPc dans les cellules musculaires lisses a une action vasodilatatrice et antiproliférative. En plus de ces actions, les IPDE5 amélioreraient la diffusion alvéolo capillaire et les performances à l'effort chez le patient insuffisant cardiaque.[93] Ils sont couramment utilisés dans l'HTAP avec une efficacité largement reconnue. Même si leurs effets sont moins validés, ils commencent à être utilisés dans les autres groupes d'HTP, notamment chez l'insuffisant cardiaque. Le sildénafil est la molécule la plus étudiée. Guazzi et al. ont montré une amélioration de nombreux paramètres échographiques et hémodynamiques à 1 an sous sildénafil dans l'insuffisance cardiaque à fraction d'éjection préservée.[94] Parmi ces paramètres figuraient les résistances pulmonaires et la fonction systolique ventriculaire droite mais aussi les fonctions diastoliques et systoliques du ventricule gauche ainsi que la qualité de vie. Dans l'insuffisance cardiaque à fraction d'éjection altérée, Behling et al. ont prouvé l'efficacité du sildénafil sur : la capacité à l'effort, l'efficacité respiratoire et les pressions pulmonaires, dans un essai randomisé en double aveugle. En 2005, Takimoto et son équipe ont démontré que les IPDE5 pouvaient retarder voire empêcher le remodelage ventriculaire gauche en réponse à une élévation de la postcharge.[95] Il semblerait que l'augmentation du GMPc intracellulaire pourrait inhiber certaines protéines responsables de l'hypertrophie ventriculaire gauche lors du RA par exemple.

La principale réticence concernant l'utilisation des IPDE5 dans l'HTP secondaire au RA est son action sur la circulation systémique. En effet, il existe une vasodilatation artérielle systémique qui entraine un risque d'hypotension artérielle et d'aggravation du gradient aortique déjà élevé. Pour cette raison, une seule étude est disponible concernant l'utilisation d'un IPDE5 chez l'Homme dans l'HTP secondaire au RA. Là encore, c'est le sildénafil qui a été utilisé. Cette étude monocentrique a étudié les conséquences hémodynamiques à 60 minutes d'une prise de sildénafil à 40 ou 80 mg per os. Au niveau de la circulation pulmonaire, les pressions pulmonaires, le débit cardiaque et la compliance vasculaire étaient significativement améliorés. Au niveau systémique, il existait une diminution significative de la pression artérielle bien moindre que celle observée au niveau de la circulation pulmonaire (baisse de la PAM de 11%) sans épisode d'hypotension symptomatique.[96] Cette première étude a montré l'efficacité et la bonne tolérance du sildénafil sur une population de 20 patients porteurs d'un RA serré. De nouveaux essais étudiant l'effet des IPDE5 à long terme et sur de plus grandes populations sont nécessaires avant d'envisager une utilisation en pratique courante.

b. Antagonistes des récepteurs de l'endothéline

L'endothéline-1 (ET-1) est un vasoconstricteur puissant. Comme nous l'avons vu, elle joue un rôle clé dans la régulation du tonus vasculaire pulmonaire. Dans un modèle d'insuffisance cardiaque systolique du rat, l'utilisation d'un antagoniste non spécifique des récepteurs de l'endothéline semble donner de bons résultats avec une amélioration de la survie et des fonctions systoliques et diastoliques ventriculaires gauches. Chez l'Homme, dans l'insuffisance cardiaque systolique avancée, l'utilisation de ce même traitement améliorerait significativement les paramètres hémodynamiques pulmonaires et le débit cardiaque à court terme.[97] Malheureusement, ces résultats expérimentaux n'ont pas été confirmés par des essais cliniques plus importants. Par exemple, l'essai clinique de phase 3 ENABLE portant sur 1613 patients insuffisants cardiaques systoliques, n'a pas réussi à démontrer l'efficacité sur traitement sur un critère composite : mortalité toute cause ou hospitalisation pour insuffisance cardiaque. Pire, le risque d'aggravation de l'insuffisance cardiaque nécessitant une hospitalisation à 1 mois était plus important dans le groupe Bosentan® que dans le groupe placebo.[98] Ce risque de rétention hydro sodée a été confirmé par d'autres études, que ce soit avec des antagonistes sélectifs ou non des récepteurs de l'ET-1.[99] L'échec de plusieurs études visant à démontrer l'intérêt des antagonistes des récepteurs de l'endothéline, associé à l'aggravation de la rétention hydro sodée dans l'insuffisance cardiaque à fraction d'éjection altérée font que ces molécules sont peu étudiées dans l'insuffisance cardiaque à fraction d'éjection préservée ou les valvulopathies.

c. Prostaglandines

Les prostaglandines activent l'adénylate cyclase intracellulaire. L'augmentation de l'adénosine monophosphate cyclique au sein de la cellule musculaire lisse a une action myorelaxante donc vasodilatatrice. La vasodilatation concerne surtout la circulation pulmonaire mais il existe un effet systémique des prostaglandines. C'est ce dernier effet qui est redouté dans le RA ou l'insuffisance cardiaque, causant un risque d'hypotension artérielle potentiellement symptomatique. Quelques études ont montré des résultats à court terme paraissant encourageants concernant l'utilisation des prostaglandines dans la transplantation cardiaque et la chirurgie mitrale. Ainsi, Von Scheidt et al. ont montré dans l'étude PROPHET une diminution des pressions et des RVP sous prostaglandine E1 par voie intra veineuse chez 92 patients présentant une insuffisance cardiaque systolique compliquée d'HTP réactive en attente de transplantation cardiaque. Dans cette étude, les pressions systémiques chutaient de 15% par rapport à la pression artérielle de base.[100] Braun et al. ont également constaté une amélioration des paramètres hémodynamiques pulmonaires chez le même type de patient avec de l'iloprost inhalé.[101] Aucune hypotension artérielle symptomatique n'a été constatée dans ces 2 études. Dans un essai contrôlé randomisé, Rex et al. ont montré un bénéfice sur les pressions pulmonaires et la fonction systolique ventriculaire droite pendant une chirurgie valvulaire mitrale.[102] Malheureusement, ces résultats sont contrastés par ceux de l'étude FIRST. Cette étude visait à évaluer l'efficacité clinique à 6 mois d'un traitement par epoprostenol intra veineux dans l'insuffisance cardiaque systolique avancée, compliquée d'HTP du groupe 2. Malgré une amélioration des chiffres hémodynamiques, il n'y avait pas d'amélioration clinique ou fonctionnelle. Pire, l'étude a été arrêtée précocement en raison d'une mortalité significativement plus importante dans le groupe epoprostenol que dans le groupe contrôle.[103]

Dans l'HTP liée au RA, aucune donnée n'est disponible dans la littérature concernant l'utilisation des prostaglandines.

Objectifs de l'étude

La prévention du rhumatisme articulaire aigu post streptococcique par l'antibioprophylaxie introduite dans les pays développés il y a 60 ans, associée au vieillissement de la population, ont abouti à une véritable transition épidémiologique.[1] La première cause des valvulopathies acquises est devenue l'étiologie dégénérative.[12-14] De nos jours, le RA dégénératif est la valvulopathie nécessitant une intervention la plus fréquente et sa prévalence ne cesse d'augmenter.[15,16] Les cardiopathies gauches représentent la première cause d'HTP. Or, l'apparition d'une HTP dans le cadre ces cardiopathies est souvent un tournant évolutif de la maladie. L'HTP, mesurée de façon hémodynamique ou échographique, est associée à une augmentation de la mortalité et de la morbidité en cas d'insuffisance cardiaque à fraction d'éjection ventriculaire gauche normale ou altérée.[10,104,105] Au cours des valvulopathies mitrales, l'élévation de la PAPs échographique de repos au-dessus de 50 mmHg constitue une indication à un geste chirurgical (grade IIa, niveau de preuve C).[39,44,106]

En fonction de la méthode et du seuil utilisé, la fréquence de l'HTP est variable chez les patients porteurs d'un RA serré. La plupart des études utilisent plutôt la PAPs qu'elle soit échographique ou hémodynamique pour définir l'HTP. La proportion de patients ayant une PAPs supérieure à 30 mmHg varie 57 à 65%, tandis que 15 à 22% ont une HTP dite sévère (PAPs supérieure à 50 mmHg).[61,107,108] Traditionnellement, cette hypertension est d'origine postcapillaire (Groupe 2 de DANAPOINT) dans sa forme passive (à gradient transpulmonaire < 12 mmHg, ou « non disproportionnée ») ou réactive (à gradient transpulmonaire > 12 mmHg ou « disproportionnée ») mais tout type d'hypertension pulmonaire, notamment d'origine respiratoire (Groupe 3 de DANAPOINT) peut survenir chez un patient.[8,9] Les études qui se sont intéressées au devenir des patients opérés d'un remplacement valvulaire aortique ont montré l'effet délétère d'une HTP préopératoire sur la morbimortalité postopératoire à court et long terme,[60,108,109] malgré son caractère partiellement réversible au décours de la chirurgie.[62,110] Par conséquent, certains patients porteurs d'une HTP sont récusés pour un remplacement valvulaire aortique conventionnel.

Depuis la première implantation d'une bioprothèse aortique par voie percutanée en 2002, cette technique a connu un essor considérable.[2,5] Malgré cela, il existe peu de données dans la littérature concernant l'influence pronostique et l'évolution de l'HTP après un TAVI. Dans une étude échographique portant sur 163 patients, Auffret et son équipe ont trouvé 7 fois plus de décès cardiovasculaire, de réadmission pour insuffisance cardiaque et d'évènements en lien avec la valve lors du suivi des malades à 6 mois lorsque la PAPS était supérieure à 60 mmHg.[111] D'autres études sont également parues cette année en ce sens[11,91,112] et des scores de risque de mortalité à 30 jours après un TAVI inclus l'HTP échographique (PAPs > 60 mmHg) comme item.[113,114] Malheureusement ces études échographiques souffrent d'une grande imperfection due à la mauvaise sensibilité de la technique qui est maintenant parfaitement établie.[64–67] De plus, l'échocardiographie ne permet pas d'étudier les différents phénotypes hémodynamiques des hypertensions pulmonaires ou de mesurer des résistances vasculaires pulmonaires.

L'objectif principal de ce travail est d'étudier le lien entre HTP définie de façon hémodynamique et TAVI pour mesurer sa prévalence, évaluer son impact pronostique et comprendre son évolution.

Matériel et Méthode

Avant de participer à cette cohorte prospective, tous les patients ont reçu une information libre et éclairée et ont accepté cette étude.

I. Population

Les patients inclus étaient âgés de plus de 18 ans et porteurs d'un RA serré symptomatique exploré simultanément par cathétérisme cardiaque droit et gauche, avec indication opératoire. La définition du RA serré était échographique selon les critères suivants : surface valvulaire aortique par équation de continuité < à 1 cm^2 (ou 0,6 cm^2/m^2), vitesse maximale transvalvulaire aortique > 4 m/s, gradient moyen transvalvulaire aortique > 40 mmHg.[20,39]

Les patients ayant une espérance de vie inférieure à 1 an ont été exclus, conformément aux recommandations européennes.[39]

L'évaluation clinique, biologique et hémodynamique consistait à quantifier la dyspnée selon la classification NYHA et l'angor selon le stade CCS, à recueillir les antécédents, les facteurs de risque cardiovasculaires, à mesurer le dosage de l'hémoglobine (Hb, g/dl), de la créatinine (µmol/l), de la protéine C réactive (UI) et du NT-proBNP (pg/ml) à partir d'un prélèvement sanguin veineux, et enregistrer l'échographie cardiaque et l'ECG à l'état de base, à 1 mois, 6 mois et 1 an.

II. Hémodynamique invasive et échographie cardiaque

1. Cathétérisme cardiaque droit

Le cathétérisme cardiaque droit a été réalisé lors du bilan préopératoire comportant une coronarographie et un scanner des artères iliaques. Un cathéter de Swan-Ganz (Swan-Ganz VIP Five Lumen Catheter, Edwards Lifesciences, Irvine, CA, USA) a été inséré sous anesthésie locale dans la veine fémorale et dirigé vers l'oreillette droite, le ventricule droit puis l'artère pulmonaire après inflation du ballonnet distal. Ce cathéter était relié à une tête de pression (Single TruWave disposable pressure transducer kit, Edwards Lifesciences, Irvine, CA, USA) pour le recueil de la pression auriculaire droite (POD, mmHg), la pression artérielle pulmonaire systolique (PAPs, mmHg), diastolique (PAPd, mmHg) et moyenne (PAPm, mmHg). Lorsque le ballonnet était gonflé, poussé et bloqué dans une branche de division de l'artère pulmonaire, nous avons recueilli la pression artérielle pulmonaire d'occlusion (PAPo, mmHg) bouche ouverte. Le cathéter de Swan-Ganz était en interface avec un appareil de mesure du débit cardiaque par la technique de thermodilution. Nous avons moyenné 3 mesures cohérentes du débit cardiaque (Qc, l/min), puis indexé à la surface corporelle (IC, L/min/m²). Le gradient transpulmonaire (GTP, mmHg) était la différence entre la PAPm et la PAPo. Le rapport entre le gradient transpulmonaire et le débit cardiaque donnait les résistances vasculaires pulmonaires (RVP, UW).

2. Echocardiographie

L'échographie cardiaque a été réalisée par un échographiste expert sur un patient en décubitus latéral gauche, avec monitorage ECG. Toutes les acquisitions ont été réalisées sur un échographe (GE Vivid E9 2012 et 2013, GE HealthCare, Buc, France) opérant la seconde harmonique dans les modalités TM, bidimensionnel, Doppler couleur, Doppler pulsé et continu. Les incidences parasternales grand axe, petit-axe, apicale 4 – 3 – 2 et 5 cavités ont été utilisées pour le recueil des diamètres ventriculaires gauches en diastole (VGd, mm) et en systole (VGs, mm). La fraction d'éjection ventriculaire gauche (FEVG) était calculée de manière conventionnelle en mode biplan. La surface aortique (SVAo, cm²) était déterminée à partir de l'équation de continuité : $SVAo = \frac{\pi CCVG^2}{4} \times \frac{ITVssAo}{ITV Ao}$ où CCVG représente le diamètre de la chambre de chasse VG (cm), ITVssAo représente l'intégrale temps vitesse sous aortique (cm) et ITV Ao représente l'intégrale temps vitesse transaortique (cm). Les gradients transaortique et transtricuspide étaient calculés selon l'équation de Bernoulli simplifiée, $4V^2$ en Doppler continu au travers de la valve aortique et de la fuite tricuspide, où V représente la vitesse maximale du spectre en m/s. La pression pulmonaire systolique échographique (PAPs, mmHg) était estimée selon les recommandations habituelles.[63] La sévérité de la fuite mitrale était établie selon une approche multiparamétrique décrite dans les nouvelles recommandations européennes.[39,115]

III. Implantation percutanée d'une valve aortique

L'orientation thérapeutique du patient était discutée par une « heart team » en tenant compte du terrain du patient, de ses comorbidités et des résultats des différents examens complémentaires. L'indication de TAVI était retenue en cas de contre-indication à la chirurgie cardiaque ou de risque opératoire élevé (EuroSCORE logistic supérieur à 20%, et/ou STS score supérieur à 10%).[39]

La bioprothèse implantée lors du TAVI était une valve de marque Edwards Lifescience expansible au ballon, de modèle SAPIEN® (Edwards SAPIEN Transcatheter Heart Valve, model 9000TFX, Edwards Lifesciences, Irvine, CA, USA) ou SAPIEN XT® (Edwards SAPIEN XT Transcatheter Heart Valve, model 9300TFX, Edwards Lifesciences, Irvine, CA, USA). Le choix de la voie d'abord dépendait des résultats de l'angioscanner des axes ilio-fémoraux et de l'angiographie réalisée pendant l'exploration hémodynamique. La voie transfémorale était privilégiée en cas de diamètre vasculaire artériel suffisant (environ 7 mm) et en l'absence de tortuosité ou de calcification vasculaire trop importante.[116–118] Les procédures transfémorales ont toutes été réalisées sous anesthésie locale tandis que l'anesthésie générale était utilisée pour les autres voies d'abord. En cas d'abord transapical ou transaortique, une mini thoracotomie était pratiquée.

Le succès de la procédure du TAVI était défini par la réussite de l'implantation percutanée de la bioprothèse au niveau de l'anneau aortique et son bon fonctionnement (surface valvulaire effective > 1,2 cm², gradient moyen transvalvulaire < 20 mmHg, vitesse maximale transvalvulaire aortique < 3 m/s, absence d'insuffisance aortique moyenne à sévère).[119,120]

IV. Critère de jugement

Le critère de jugement principal est un critère composite de décès toute cause confondue et de réadmission pour insuffisance cardiaque recueilli entre le 30ème jour et un an. Tous les évènements survenant dans les 30 premiers jours étaient considérés en lien avec la procédure et ont été exclus.[119,120] Les morts subites, les morts cardiovasculaires progressives et les décès non cardiaques ont ainsi été recueillis. La définition de l'insuffisance cardiaque était celle des recommandations habituelles comportant des symptômes congestifs droits et/ou gauches, des signes physiques et/ou radiologiques et une élévation du NT pro BNP quelle que soit la fraction d'éjection ventriculaire gauche.[121]

Tous les évènements ont été recueillis à 1 mois, 6 mois et 12 mois.

V. Analyse statistique

Les variables continues sont exprimées en moyenne ± écart type (SD). Les données catégorielles sont exprimées en valeur absolue et pourcentage. Le t-test de Student a été utilisé pour comparer les moyennes de ces données paramétriques entre groupes non appariés et le test de Mann-Whitney pour les données non paramétriques. La comparaison des proportions entre différents groupes indépendants a été conduite en utilisant un test exact de Fisher.

Une courbe ROC a été construite afin d'identifier les valeurs seuils en lien avec l'événement.

La comparaison entre les groupes d'HTP a été réalisée par l'analyse de la variance ou ANOVA. Une correction post-hoc par le test de Bonferroni était pratiquée pour les comparaisons multiples si le résultat de l'ANOVA était significatif.

Une courbe de survie Kaplan-Meier a été utilisée pour évaluer le temps avant mortalité toute cause ou hospitalisation pour insuffisance cardiaque en fonction de différents critères pronostiques. La comparaison entre les différents groupes a été évaluée en utilisant le log rank test.

Une analyse multivariée par régression de Cox (ou modèle à risque proportionnel) pas à pas et ascendante, a été utilisée afin de déterminer indépendamment les facteurs de risques de mortalité ou d'hospitalisation pour insuffisance cardiaque dans l'année suivant le TAVI. Toutes les variables de base significativement corrélées au critère de jugement principal lors de l'analyse univariée ont été incluses dans ce modèle. Les résultats sont exprimés en Odds Ratio (OR) avec un intervalle de confiance de 95% (IC 95%).

Tous les tests pratiqués étaient de nature bilatérale et une valeur P inférieure à 0,05 était considérée comme statistiquement significative. Les statistiques ont été effectuées en utilisant le logiciel SPSS Statistics 17.0 (IBM, Armonk, NY, USA).

Résultats

I. Caractéristiques démographiques, cliniques et paracliniques à l'état de base

Entre le 1er janvier 2010 et le décembre 2012, deux cent soixante-neuf patients porteurs d'un rétrécissement aortique serré symptomatique ont été traités par TAVI au CHU de Rouen en raison de nombreuses comorbidités et/ou d'un risque opératoire élevé.

Parmi ces 269 malades, 171 ont eu une évaluation hémodynamique par cathétérisme cardiaque droit. Les principales caractéristiques cliniques, biologiques et échocardiographiques de ces patients à l'état de base sont détaillées dans le **tableau 1** ci-dessous.

Brièvement, la surface aortique était de 0,67 ± 0,18 cm² pour un gradient moyen de 46 ± 16 mmHg, sans dysfonction systolique ventriculaire gauche. La pression pulmonaire systolique en échographie était de 46 ± 16 mmHg. Il s'agissait d'une population âgée, majoritairement féminine où les 2 facteurs de risque cardiovasculaires principaux étaient l'hypertension artérielle et la dyslipidémie. La fibrillation atriale était présente dans 27% des cas. La cardiopathie ischémique était fréquente. L'insuffisance respiratoire chronique occupait une place importante avec 4,5% des patients recevant une oxygénothérapie au long court. Bien que la fonction rénale était peu altérée, 23% des patients avaient une clairance < 30ml/min et 4% étaient dialysés. L'EuroSCORE Logistic moyen était de 21,2 ± 11,7% et le STS score de 7,3 ± 3,8%.

Tableau 1 : Caractéristiques des patients inclus à l'état de base

Paramètres à l'état de base	N = 171
Age (années)	84,5 ± 6,1
Homme, n (%)	71 (41,5)
Statut fonctionnel :	
NYHA (classe)	2,9 ± 0,6
CCS (classe)	1,1 ± 0,5
Facteurs de risque cardiovasculaires :	
Hypertension artérielle, n (%)	121 (70,8)
Diabète, n (%)	50 (29,2)
Dyslipidémie, n (%)	104 (60,8)
Tabagisme actif, n (%)	38 (22,2)
Indice de masse corporelle (kg/m^2)	27,1 ± 5,4
Comorbidités :	
Antécédent d'infarctus, n (%)	23 (13,5)
Coronaropathie, n (%)	82 (48,0)
Accident vasculaire cérébral, n (%)	15 (8,8)
Antécédent de cancer, n (%)	38 (22,2)
Artériopathie oblitérante des membres inférieurs, n (%)	31 (18,1)
Insuffisance respiratoire chronique, n (%)	38 (22,2)
Scores de risque :	
EuroSCORE Logistic (%)	21,2 ± 11,7
STS score (%)	7,3 ± 3,8
Biologie :	
Créatininémie (µmol/L)	114,2 ± 71,4
NT pro BNP (ng/L)	4572 ± 7448
Hémoglobine (g/dL)	12,1 ± 1,6
Electrocardiogramme :	
Fibrillation atriale, n (%)	46 (26,9)
Bloc de branche gauche, n (%)	25 (14,6)
Echocardiographie :	
FEVG (%)	59,0 ± 15,1
Surface valvulaire aortique (cm^2)	0,67 ± 0,18
Gradient moyen (mmHg)	45,6 ± 15,9
Insuffisance mitrale grade 3 ou 4, n (%)	7 (4,1)
Insuffisance aortique grade 3 ou 4, n (%)	7 (4,1)
VGd (mm)	52,8 ± 9,7
VGs (mm)	34,9 ± 9,9
PAPs (mmHg)	46,3 ± 15,6

CCS = Canadian Cardiovascular Society ; EuroSCORE = European System for Cardiac Operative Risk Evaluation ; FEVG = Fraction d'Ejection Ventriculaire Gauche ; NYHA = New York Health Association ; NTP pro BNP = N Terminal pro Brain Natriuretic Peptide ; PAPs = Pression artérielle Pulmonaire systolique ; STS = Society of Thoracic Surgeons ; VGd = diamètre Ventriculaire Gauche en diastole ; VGs = diamètre Ventriculaire Gauche en systole.

II. Cathétérisme cardiaque droit

Les résultats du cathétérisme cardiaque droit sont illustrés dans le **tableau 2**.

Pour l'ensemble de la population, la pression pulmonaire moyenne était de 27,7 ± 10,4 mmHg, la pression artérielle pulmonaire occluse était de 17,4 ± 8,5 mmHg, le gradient transpulmonaire était de 10,7 ± 5,4 mm Hg, le débit cardiaque était de 5,1 ± 1,7 L/min et les résistances vasculaires pulmonaires étaient de 2,2 ± 1,2 UW.

Tableau 2 : Résultats du cathétérisme cardiaque droit

Paramètres à l'état de base	N = 171
Cathétérisme cardiaque :	
PAPs (mmHg)	42,2 ± 15,3
PAPd (mmHg)	17,1 ± 7,8
PAPm (mmHg)	27,7 ± 10,4
PAPO (mmHg)	17,4 ± 8,5
GTP (mmHg)	10,7 ± 5,4
POD (mmHg)	7,2 ± 4,5
Qc (L/min)	5,1 ± 1,7
RVP (UW)	2,2 ± 1,2
PAPm ≥ 25 mmHg, n (%)	99 (57,9)
HTP précapillaire, n (%)	17 (9,9)
HTP postcapillaire passive, n (%)	55 (32,2)
HTP post capillaire réactive, n (%)	27 (15,8)

Quatre-vingt-dix-neuf malades, soit 58% des patients inclus, présentaient une HTP avant le TAVI. Parmi ces hypertensions pulmonaires, 17 étaient précapillaires et 82 étaient postcapillaires dont 55 formes passives et 27 formes actives.

Figure 1 : Flowchart et répartition des malades en fonction du type d'HTP

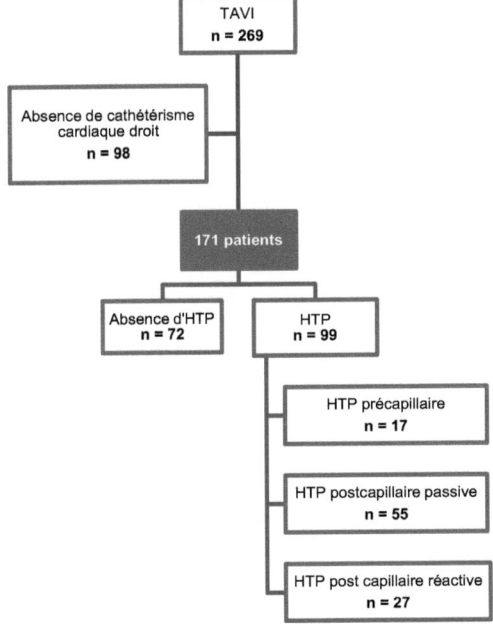

III. Implantation des valves

Les 3 voies d'abord utilisées étaient, transfémorale (81%), transapicale (18%) et transaortique (1%). L'implantation percutanée de valve à l'intérieur d'une ancienne bioprothèse chirurgicale dégénérée, dit « valve in valve » représentait 2% des TAVI.

Le succès de la procédure était de 96%. La durée de procédure moyenne était de 1 heure 33 minutes pour un temps de scopie de 19 minutes. La durée d'hospitalisation était de 8,7 jours. Une valve de 23, 26 et 29 mm a été implantée respectivement chez 48, 48 et 4% des patients.

Selon la classification de VARC, les troubles de conduction nécessitant l'implantation d'un pace maker, les accidents vasculaires cérébraux d'origine embolique et les infarctus du myocarde concernaient respectivement 3,5%, 4,1% et 2,3% de notre population. La mortalité post procédurale immédiate < 72 heures était de 4,1% (n = 7) tandis que la mortalité globale à 30 jours était de 7,6% (n = 13).

Tableau 3 : Type de procédure et complications précoces du TAVI

	N = 171
Procédure :	
Succès, n (%)	164 (95,9)
Voie trans fémorale, n (%)	139 (81,3)
Voie trans apicale, n (%)	30 (17,5)
Voie trans aortique, n (%)	2 (1,2)
Valve in valve, n (%)	3 (1,8)
Durée de la procédure (minutes)	93,0 ± 30,2
Temps de scopie (minutes)	19,1 ± 7,4
Valve de 23 mm, n (%)	82 (48,0)
Valve de 26 mm, n (%)	82 (48,0)
Valve de 29 mm, n (%)	5 (2,9)
Valve Edwards SAPIEN®, n (%)	19 (11,1)
Valve SAPIEN XT®, n (%)	150 (87,7)
Complications de la procédure :	
Décès dans les 72 heures suivant la procédure, n (%)	7 (4,1)
Décès dans les 30 jours suivant la procédure, n (%)	13 (7,6)
Accident vasculaire cérébral, n (%)	7 (4,1)
Infarctus du myocarde, n (%)	4 (2,3)
Troubles du rythme, n (%)	18 (10,5)
Trouble de conduction, n (%)	25 (14,6)
Pace Maker, n (%)	6 (3,5)
Complications vasculaires mineures, n (%)	14 (8,2)
Complications vasculaires majeures, n (%)	16 (9,4)
Hémorragie mineure, n (%)	14 (8,2)
Hémorragie majeure, n (%)	15 (8,8)
Patients transfusés, n (%)	43 (25,1)
Complications pulmonaires, n (%)	13 (7,6)
Complications infectieuses, n (%)	24 (14,0)
AKI ≥ stade 1, n (%)	34 (19,9)
Durée de séjour (nombre de jours moyen)	8,7 ± 9,0

AKI = Acute kidney injury (stade 1 défini par une augmentation du taux sérique de créatinine de 150 à 199% ou de plus de 26,4 µmol/L dans les 48 heures suivant le TAVI par rapport à la créatininémie initiale).

IV. Résultats du critère de jugement principal

Au terme d'un an, nous avons recensé 40 événements, 24 décès toute cause confondue et 16 réadmissions pour insuffisance cardiaque. Le **tableau 4** compare les patients en fonction de la présence ou de l'absence d'événement au cours du suivi.

Il n'y avait pas de différence démographique ou clinique entre les 2 groupes hormis un indice de masse corporelle légèrement supérieur chez les patients ayant présenté un événement. Sur le plan biologique, la créatininémie était plus élevée et l'hémoglobine plus basse en cas d'événement. La FA était plus fréquente en présence du critère de jugement principal. Les patients décédés ou réhospitalisés pour insuffisance cardiaque avaient un gradient moyen aortique plus bas et une insuffisance mitrale plus importante lors de l'échocardiographie initiale. La PAPs, le GTP et les RVP mesurés au cathétérisme droit, étaient significativement inférieurs chez les patients indemnes à la fin du suivi.

Tableau 4 : Caractéristiques démographiques, cliniques et paracliniques des patients en fonction de la présence ou non d'un événement

Paramètres à l'état de base	Evénement – N = 131	Evénement + N = 40	p
Age (années)	84,7 ± 6,1	83,8 ± 5,9	0,43
Homme, n (%)	51 (38,9)	21 (52,5)	0,21
Statut fonctionnel :			
Classe NYHA (classe)	2,9 ± 0,5	2,9 ± 0,5	0,66
Classe CCS (classe)	1,1 ± 0,2	1,1 ± 0,4	0,64
Facteurs de risque cardiovasculaires :			
Hypertension artérielle, n (%)	94 (71,8)	27 (67,5)	0,61
Diabète, n (%)	36 (27,5)	14 (35,0)	0,36
Dyslipidémie, n (%)	80 (61,1)	24 (60,0)	0,90
Tabagisme actif, n (%)	26 (19,8)	12 (30,0)	0,18
Indice de masse corporelle (kg/m²)	26,6 ± 3,9	28,9 ± 4,6	**0,012**
Score de risque :			
EuroSCORE Logistic (%)	20,9 ± 8,8	22,1 ± 9,5	0,59
STS score (%)	7,2 ± 2,9	7,5 ± 3,8	0,66
Comorbidités :			
Antécédent d'infarctus, n (%)	19 (14,5)	4 (10,0)	0,47
Coronaropathie, n (%)	60 (45,8)	22 (55,0)	0,31
Accident vasculaire cérébral, n (%)	14 (10,7)	1 (2,5)	0,11
Antécédent de cancer, n (%)	30 (22,9)	8 (20,0)	0,70
Artérite oblitérante des membres inférieurs, n (%)	22 (16,8)	9 (22,5)	0,41
Insuffisance respiratoire chronique, n (%)	31 (23,7)	7 (17,5)	0,41
Antécédent de dilatation aortique, n (%)	32 (24,4)	10 (40,0)	0,056
Biologie :			
Créatininémie (µmol/L)	106,0 ± 32,8	141,1 ± 67,5	**0,006**
NT pro BNP (ng/L)	4285 ± 8050	5460 ± 5170	0,45
Hémoglobine (g/dL)	12,2 ± 1,2	11,6 ± 1,4	**0,04**
Electrocardiogramme :			
Fibrillation atriale, n (%)	30 (22,9)	16 (40,0)	**0,03**
Bloc de branche gauche, n (%)	16 (12,2)	9 (22,5)	0,11
Echocardiographie :			
FEVG (%)	60,1 ± 11,0	55,4 ± 14,4	0,08
SVAo (cm²)	0,67 ± 0,14	0,69 ± 0,14	0,50
Gradient moyen (mmHg)	47,2 ± 15,3	40,5 ± 16,7	**0,018**
Insuffisance mitrale grade 3 ou 4, n (%)	2 (1,5)	5 (12,5)	**0,002**
Insuffisance aortique grade 3 ou 4, n (%)	7 (5,3)	0 (0,0)	0,13
VGd (mm)	52,8 ± 6,5	52,8 ± 7,2	0,98
VGs (mm)	34,6 ± 6,9	35,7 ± 8,1	0,56
PAPs (mmHg)	45,3 ± 13,1	49,2 ± 11,7	0,22
Cathétérisme cardiaque :			
PAPs (mmHg)	40,8 ± 12,0	46,9 ± 12,1	**0,026**
PAPm (mmHg)	26,9 ± 8,4	30,3 ± 8,1	0,07
PAPd (mmHg)	16,9 ± 6,2	18,1 ± 6,3	0,41
PAPO (mmHg)	17,1 ± 7,1	18,3 ± 7,4	0,44
GTP (mmHg)	10,1 ± 3,7	12,6 ± 4,5	**0,011**
POD (mmHg)	7,1 ± 3,4	7,7 ± 3,9	0,49
DC (L/min)	5,2 ± 1,3	4,9 ± 1,2	0,23
RVP (UW)	2,0 ± 0,8	2,7 ± 1,0	**0,002**

CCS = Canadian Cardiovascular Society ; EuroSCORE = European System for Cardiac Operative Risk Evaluation ; NYHA = New York Health Association ; NTP pro BNP = N Terminal pro Brain Natriuretic Peptide ; STS = Society of Thoracic Surgeons ; VGd = diamètre Ventriculaire Gauche en diastole ; VGs = diamètre Ventriculaire Gauche en systole.

La **figure 2** présente une courbe ROC pour la PAPs hémodynamique et les RVP. Pour la PAPs, une valeur de base supérieure à 40 mmHg permettait de prédire un risque de décès ou de réadmission pour insuffisance cardiaque dans l'année suivant le TAVI avec une sensibilité de 70% et un spécificité de 54% (aire sous la courbe de 0,625). En ce qui concerne les RVP, un seuil à 2,05 UW permettait d'estimer de calculer ce même risque avec une sensibilité de 67% et une spécificité de 60% (aire sous la courbe à 0,665).

Figure 2 : Courbes ROC évaluant le critère de jugement principal en fonction de la PAPs et des RVP hémodynamiques initiales

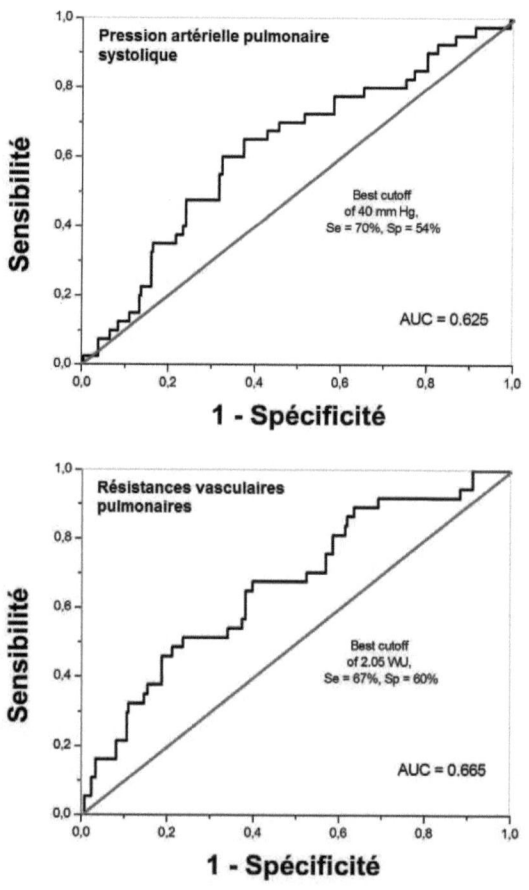

La **figure 3** ci-dessous est un nuage de point montrant la répartition des patients en fonction de leur pression artérielle pulmonaire systolique et de leurs résistances vasculaires pulmonaires définies par le cathétérisme cardiaque droit initial. Les axes sont situés au niveau des seuils prédéfinis par les courbes ROC. Cette figure montre l'existence de 4 groupes, notamment la présence de patients avec HTP à résistances hautes ou basses

Figure 3 : Répartition des patients selon de leur PAPs et de leurs RVP à l'état de base

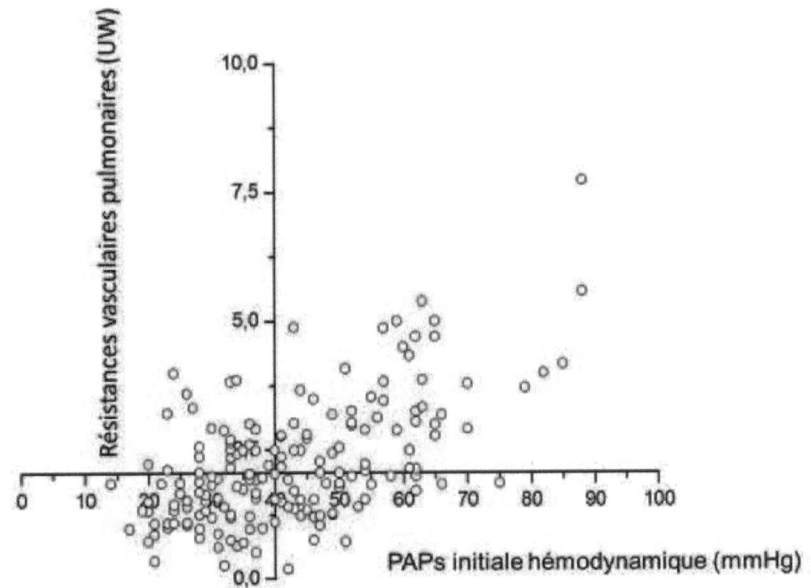

En nous basant sur ces 2 figures, nous avons défini 4 groupes pour la suite de notre étude. Le premier groupe dit « groupe A », était défini par une PAPs < 40 mmHg et des RVP < 2,06 UW (n = 58). Le groupe B était constitué de 33 patients ayant une PAPs hémodynamique de base élevée (≥ 40 mmHg) avec des résistances faibles (<2,06 UW). A l'opposé, les 24 malades représentant le « groupe C » avaient une PAPs < 40 mmHg et des résistances élevées à l'inclusion. Enfin, les 56 patients du dernier groupe (groupe D), avaient une PAPs et des RVP élevées à l'état de base (PAPs ≥ 40 mmHg, RVP ≥ 2,06 UW).

Dans le **tableau 5**, la population globale a été stratifiée selon plusieurs critères hémodynamiques avant de comparer 2 groupes, les patients décédés ou réadmis pour insuffisance cardiaque l'année suivant le TAVI contre ceux qui ne l'étaient pas.

Tableau 5 : Comparaison entre groupes définis de façon hémodynamique en fonction de la présence ou non d'un événement

Paramètres à l'état de base	Evénement – N = 131	Evénement + N = 40	p
PAPm < 25 / ≥ 25 mmHg, n (%)	61 (46,6) / 70 (53,4)	11 (27,5) / 29 (72,5)	**0,033**
HTP pré / postcapillaire passive / réactive, n (%)	9 / 43 / 18 (6,9/32,8/13,7)	8 / 12 / 9 (20,0/30,0/22,5)	**0,02**
PAPs < 40 / 40 à 59 / ≥ 60mmHg, n (%)	70 / 43 / 18 (53,5 / 32,8 / 13,7)	12 / 19 / 9 (30,0 / 47,5 / 22,5)	**0,034**
RVP < 2,06 / ≥ 2,06 UW, n (%)	77 / 54 (58,8 / 41,2)	12 / 28 (30 / 70)	**0,001**
Groupe A / B / C / D, n (%)	52 / 27 / 18 / 34 (89,7/81,8/75,0/60,7)	6 / 6 / 6 / 22 (10,3/18,2/25,0/39,3)	**0,001**
Groupe D / autres groupes, n (%)	34 / 97 (26,0 / 74,0)	22 / 18 (55,0 / 45,0)	**0,001**

Le **tableau 6**, résume et compare les caractéristiques cliniques et paracliniques des patients en fonction du groupe (A, B, C ou D) auquel ils appartiennent. Sur les données cliniques ou biologiques, on peut voir que l'EuroSCORE, la proportion de patients en fibrillation atriale ou encore le NTproBNP l'état de base sont plus élevés chez les patients du 4ème groupe par rapport à ceux du groupe A. Concernant les données échographiques initiales, les patients du groupe D semblent plus sévères que ceux du groupe A : leur surface valvulaire aortique et leur fraction d'éjection ventriculaire gauche sont significativement plus faibles alors que leur PAPs est supérieure et que leur insuffisance mitrale est plus importante. Les paramètres hémodynamiques vont dans le même sens avec des pressions plus élevées malgré un débit cardiaque significativement plus faible, et des résistances plus élevées dans le groupe D.

Tableau 6 : Paramètres à l'état de base en fonction du groupe

Variables	Groupe A PAPs < 40 RVP < 2,06 n = 58	Groupe B PAPs ≥ 40 RVP < 2,06 n = 33	Groupe C PAPs < 40 RVP ≥ 2,06 n = 24	Groupe D PAPs ≥ 40 RVP ≥ 2,06 n = 56	p
Age (années)	83,8 ± 6,7	84,2 ± 5,8	84,9 ± 6,0	85,1 ± 5,7	0,66
Homme, n (%)	29 (50)‡	16 (48,5)‡	3 (12,5)*†	23 (41,1)	**0,01**
NYHA (classe)	2,8 ± 0,5	2,9 ± 0,7	2,8 ± 0,8	3,0 ± 0,7	0,13
Scores de risque					
EuroSCORE Logistic (%)	18,0 ± 10,1‖	20,1 ± 10,1	20,7 ± 10,0	25,3 ± 13,7*	**0,01**
STS score (%)	6,5 ± 3,8	7,7 ± 3,9	7,9 ± 4,5	7,6 ± 3,4	0,26
FDRCV					
HTA, n (%)	33 (56,9)‡	25 (75,8)	21 (87,5)*	42 (75)	**0,02**
Diabète, n (%)	13 (22,4)	14 (42,4)	6 (25,0)	17 (30,4)	0,23
Insuline, n (%)	10 (17,2)	7 (21,2)	2 (8,3)	10 (17,9)	0,64
Dyslipidémie, n (%)	34 (58,6)	21 (63,6)	14 (58,3)	35 (62,5)	0,95
Tabac, n (%)	15 (25,9)	10 (30,3)	4 (16,7)	9 (16,1)	0,35
IMC (kg/m²)	27,0 ± 5,6	27,9 ± 5,8	25,6 ± 4,8	27,5 ± 5,1	0,40
Comorbidités					
Coronaropathie, n (%)	31 (53,4)	14 (42,4)	8 (33,3)	29 (51,8)	
AOMI, n (%)	9 (15,5)	5 (15,2)	5 (20,8)	12 (21,4)	0,81
IRespiC, n (%)	17 (29,3)	7 (21,2)	5 (20,8)	9 (16,1)	0,40
Hémodialyse, n (%)	0 (0,0)	2 (6,1)	1 (4,2)	3 (5,4)	0,35
Fibrillation atriale, n (%)	3 (5,2)†‡‖	13 (39,4)*	9 (37,5)*	21 (37,5)*	**<0,01**
Biologie					
Créatininémie (µmol/L)	102,8 ± 49,1	142,3 ± 122,6	101,6 ± 61,7	114,9 ± 47,4	0,06
NT pro BNP (ng/L)	1622 ± 1571‖	6132 ± 9365	3113 ± 4447	8122 ± 9981*	**<0,01**
Hémoglobine (g/dL)	12,1 ± 1,4	12,0 ± 1,7	12,3 ± 1,4	12,0 ± 1,7	0,80
Echocardiographie :					
FEVG (%)	64,3 ± 12,2‖	57,0 ± 13,8	60,6 ± 12,7	54,0 ± 17,7*	**<0,01**
SVAo (cm²)	0,8 ± 0,2‡‖	0,7 ± 0,1	0,6 ± 0,2*	0,6 ± 0,2*	**<0,01**
Gradient moyen (mmHg)	47,2 ± 14,6	44,4 ± 13,5	49,1 ± 20,0	43,2 ± 16,4	0,36
IM (grade moyen)	0,8 ± 0,8†‡	1,2 ± 0,9	1,5 ± 1,0*	1,4 ± 0,9*	**<0,01**
IA (grade moyen)	1,1 ± 0,9	1,1 ± 0,7	1,4 ± 0,9	1,2 ± 0,7	0,26
VGd (mm)	51,7 ± 10,0	55,6 ± 7,4	52,0 ± 10,4	52,8 ± 10,3	0,35
VGs (mm)	32,5 ± 9,0	37,3 ± 9,5	34,1 ± 11,5	36,2 ± 10,2	0,11
PAPs (mmHg)	39,0 ± 10,4†‖	46,9 ± 15,8*‡	39,5 ± 12,2†‖	55,2 ± 16,4*‡	**<0,01**
Cathétérisme cardiaque :					
PAPs (mmHg)	28,9 ± 6,1†‖	49,1 ± 8,1*‡‖	31,1 ± 5,1†‖	56,8 ± 12,1*†‡	**<0,01**
PAPm (mmHg)	18,4 ± 4,7†‖	33,2 ± 6,8*‡	21,5 ± 5,0†‖	36,8 ± 8,0*‡	**<0,01**
PAPd (mmHg)	11,1 ± 4,5†‖	21,5 ± 7,1*‡	13,0 ± 4,9†‖	22,6 ± 6,4*‡	**<0,01**
PAPo (mmHg)	10,9 ± 5,0†‖	25,2 ± 6,8*‡	10,8 ± 4,9†‖	21,9 ± 6,4*‡	**<0,01**
GTP (mmHg)	7,5 ± 2,5‡‖	8,2 ± 3,4‡‖	11,2 ± 2,8*†‖	15,4 ± 6,0*†‡	**<0,01**
POD (mmHg)	5,7 ± 4,2†‖	9,6 ± 4,9*‡	4,5 ± 2,8†‖	8,7 ± 4,0*‡	**<0,01**
DC (L/min)	5,9 ± 1,8‡‖	5,5 ± 1,8‡‖	4,1 ± 1,0*†	4,6 ± 1,2*	**<0,01**
RVP (UW)	1,3 ± 0,5‡‖	1,5 ± 0,4‡‖	2,8 ± 0,6*†‖	3,4 ± 1,1*†‡	**<0,01**

* = p < 0,05 vs Groupe A ; † = p < 0,05 vs Groupe B ; ‡ = p < 0,05 vs Groupe C ;
‖ = p < 0,05 vs Groupe D

AOMI = Artérite Oblitérante des Membres Inférieurs ; EuroSCORE = European System for Cardiac Operative Risk Evaluation ; FDRCV = Facteurs De Risque Cardiovasculaires ; HTA = HyperTension Artérielle ; IRespiC = Insuffisance Respiratoire Chronique ; NYHA = New York Health Association ; NTP pro BNP = N Terminal pro Brain Natriuretic Peptide ; STS = Society of Thoracic Surgeons ; VGd = diamètre Ventriculaire Gauche en diastole ; VGs = diamètre Ventriculaire Gauche en systole.

Nous avons effectué des courbes de survie de Kaplan Meier afin d'étudier l'influence pronostique de plusieurs facteurs sur le critère de jugement principal (**Figure 4**).

La première montre la survie en l'absence de réadmission pour insuffisance cardiaque ou de décès en fonction de l'absence ou de l'existence d'une HTP, définie par une PAPm hémodynamique supérieure ou égale à 25 mmHg, tel que le recommandent les sociétés savantes européennes et nord-américaines. Ici, la survie est significativement aggravée par l'existence d'une HTP (quel que soit son type) avec une survie sans événement à 1 an de 70,7% contre 84,7% en son absence (log rank = 0,03).

Chez les patients présentant une HTP, la survie sans événement était significativement influencée par le type d'HTP puisqu'elle était, par ordre de gravité, de 78,2% en cas d'HTP postcapillaire passive, 66,7% en cas d'HTP postcapillaire réactive et même 52,9% dans le groupe HTP précapillaire (log rank = 0,016).

Lorsque l'on s'intéressait à la PAPs hémodynamique pré implantation, il existait là encore une différence significative avec un pronostic d'autant plus sombre que les pressions étaient élevées (log rank = 0,027). Sur la courbe, il existe une nette différence entre les patients ayant une PAPs initiale inférieure à 40 mmHg et les autres.

Une élévation des RVP augmentait également significativement le risque de décès ou de réhospitalisation pour insuffisance cardiaque dans l'année suivant le TAVI (log rank = 0,006). En cas de RVP < 2,06 UW avant l'implantation, la survie sans événement était de 86,8% à un an contre 65,0% si les RVP étaient ≥ à 2,06 UW.

Figure 4 : Courbes de survie de Kaplan Meier

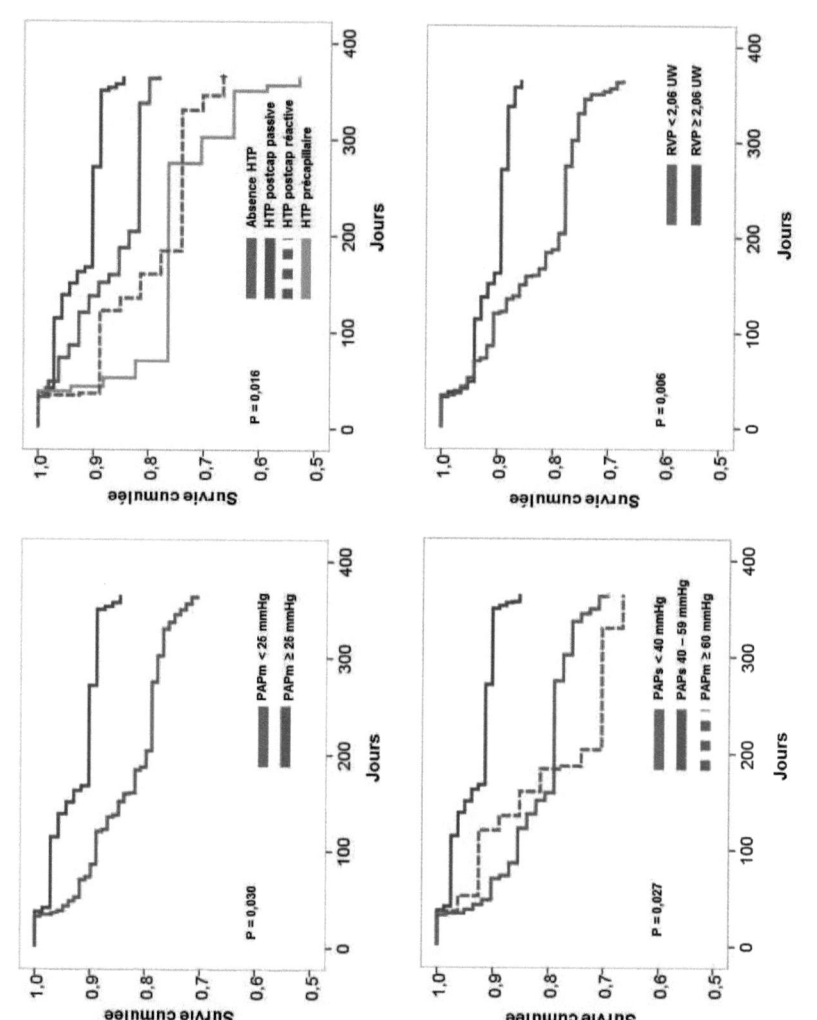

Le **tableau 7** présente les résultats de l'analyse de Cox en analyse univariée et multivariée pour les décès toute cause ou réadmissions pour insuffisance cardiaque dans l'année suivant le TAVI.

En analyse univariée, l'indice de masse corporelle, la fibrillation atriale, le gradient moyen valvulaire aortique et l'insuffisance mitrale étaient significativement liés au critère de jugement principal. Sur les données hémodynamiques mesurées lors du cathétérisme cardiaque droit initial, la PAPs, le GTP et les RVP étaient significativement plus élevés en présence d'un d'événement. Il existait aussi une différence significative lorsque l'on stratifiait les patients selon : le type d'HTP, la PAPs initiale ou entre nos 4 groupes.

Dans l'analyse multivariée du modèle de Cox, seuls l'indice de masse corporelle (p = 0,005), l'insuffisance mitrale (p = 0,018) et le phénotype pressions élevées - résistances hautes (p = 0,003) étaient significativement associés au critère combiné.

Tableau 7 : Cox uni et multivarié pour le décès toute cause ou une réadmission pour insuffisance cardiaque dans l'année suivant le TAVI

Variables	Univarié OR (95% CI)	p	Multivarié OR (95% CI)	p
Age	0,98 (0,93-1,03)	0,45	ns	0,23
Homme	1,49 (0,80-2,77)	0,20	ns	0,09
Score de risque				
EuroSCORE	1,00 (0,98-1,03)	0,56	-	-
STS score	1,02 (0,94-1,10)	0,66	-	-
Facteurs de risque CV				
Hypertension artérielle	0,82 (0,42-1,59)	0,56	-	-
Diabète	1,35 (0,70-2,59)	0,36	-	-
Indice de masse Corporelle	1,07 (1,01-1,13)	**0,012**	1,08 (1,02-1,14)	**0,005**
Comorbidités				
Coronaropathie	1,38 (0,74-2,58)	0,31	-	-
Insuffisance Respiratoire Chronique	0,71 (0,31-1,60)	0,41	-	-
Dialyse	2,46 (0,76-7,99)	0,13	-	-
Fibrillation atriale	2,04 (1,08-3,84)	**0,027**	ns	0,13
Biologie				
NT pro BNP	1,00 (1,00-1,00)	0,50	-	-
Hémoglobine	0,80 (0,65-0,98)	**0,036**	ns	0,86
Echocardiographie				
FEVG	0,98 (0,96-1,00)	0,077	-	-
Gradient moyen aortique	0,97 (0,95-0,99)	**0,018**	ns	0,30
Surface valvulaire aortique	1,76 (0,29-10,38)	0,53	-	-
Insuffisance mitrale	1,67 (1,17-2,37)	**0,005**	1,64 (1,16-2,33)	**0,018**
PAPs	1,01 (0,99-1,03)	0,22	-	-
Cathétérisme cardiaque				
PAPs	1,02 (1,00-1,04)	**0,024**	ns	0,87
PAPd	1,02 (0,97-1,06)	0,39	-	-
PAPm	1,03 (0,99-1,06)	0,067	-	-
PAPo	1,02 (0,98-1,06)	0,29	-	-
GTP	1,06 (1,02-1,11)	**0,009**	ns	0,57
POD	1,03 (0,95-1,10)	0,45	-	-
IC	0,74 (0,49-1,11)	0,15	-	-
RVP	1,42 (1,16-1,73)	**0,0001**	ns	0,14
Stratification hémodynamique				
PAPm </≥ 25 mmHg	2,05 (1,02-4,12)	**0,04**	ns	0,93
HTP pré/postcap passive/réactive	-	**0,024**	ns	0,40
RVP </≥ 2,06 UW	2,78 (1,41-5,48)	**0,003**	ns	0,57
PAPs <40 / 40 à 59 / ≥ 60 mmHg	-	**0,034**	ns	0,90
Groupes A / B / C / D	-	**0,006**	ns	0,55
Groupe D / autres groupes	2,92 (1,57-5,45)	**0,001**	2,60 (1,39-4,89)	**0,003**

CV = CardioVasculaires ; EuroSCORE = European System for Cardiac Operative Risk Evaluation ; NTP pro BNP = N Terminal pro Brain Natriuretic Peptide ; STS = Society of Thoracic Surgeons.

La **figure 5** montre la courbe de survie de Kaplan Meier pour le critère de jugement principal en fonction de nos 4 groupes. Seul le groupe avec HTP et RVP hautes (groupe D) a un log rank inférieur à 0,05.

Figure 5 : Courbes de survie de Kaplan Meier pour le critère de jugement principal en fonction du groupe de malades (défini par la PAPs et les RVP initiales).

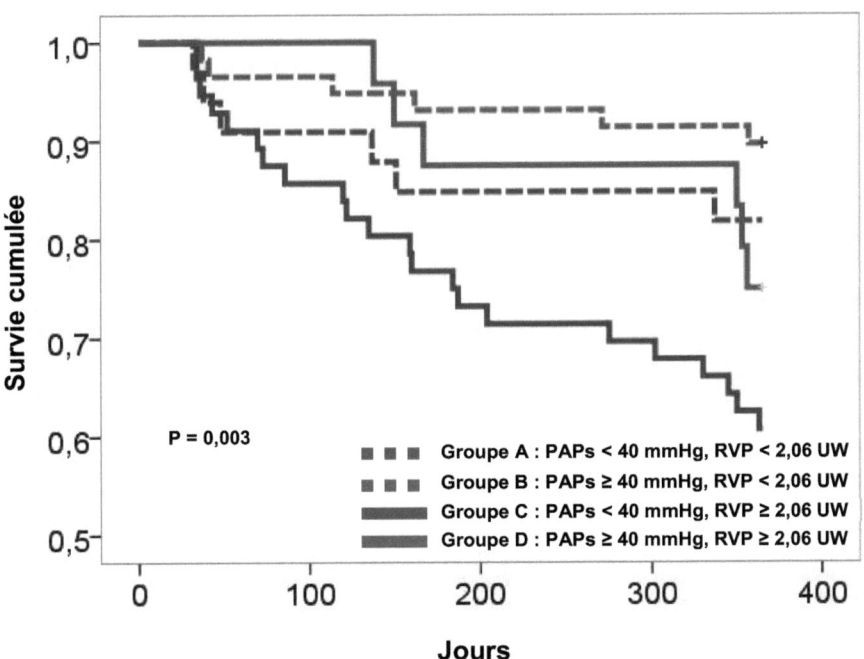

V. Suivi sérié échographique

Le **tableau 8** compare la dernière PAPs échographique mesurée avant un événement ou la fin du suivi de 1 an dans la population totale ou au sein des 4 groupes de patients.

On peut voir qu'il existe une différence significative du niveau de PAPs moyen dans la population, le groupe A et le groupe D. Ainsi, les patients qui décèdent ou sont réhospitalisés pour insuffisance cardiaque dans l'année suivant le TAVI ont une PAPs estimée par échocardiographie supérieure à ceux ne présentant pas d'événement au cours du suivi étant dans le même groupe. Chez nos 171 malades, la PAPs moyenne à la fin du suivi est de 37,5 ± 10,8 mmHg alors qu'elle est de 48,6 ± 17,1 mmHg avant un événement.

Tableau 8 : Dernières PAPs échographiques retrouvées avant un événement ou la fin du suivi

Groupes	E-	E+	p
Population globale (n = 171)			
PAPs (mmHg)	37,5 ± 10,8	48,6 ± 17,1	**<0,001**
Groupe A (n = 58) PAPs < 40 mmHg, RVP < 2,06 UW			
PAPs (mmHg)	34,1 ± 7,8	48,5 ± 12,0	**0,016**
Groupe B (n = 33) PAPs ≥ 40 mmHg, RVP < 2,06 UW			
PAPs (mmHg)	39,5 ± 12,2	51,2 ± 12,8	0,063
Groupe C (n = 24) PAPs < 40 mmHg, RVP ≥ 2,06 UW			
PAPs (mmHg)	35,7 ± 9,2	33,2 ± 4,3	0,54
Groupe D (n = 56) PAPs ≥ 40 mmHg, RVP ≥ 2,06 UW			
PAPs (mmHg)	41,3 ± 12,8	52,5 ± 18,6	**0,014**

La **Figure 6** montre l'évolution de la PAPs échographique chez les patients survivants en fonction de leur groupe prédéfini.

Après une baisse des pressions pulmonaires liée à la procédure, la PAPs se stabilisait sur les mesures à 6 mois et 1 an. En fin de suivi, seuls les patients du groupe D gardaient une pression pulmonaire au-delà du seuil des 40 mmHg.

Figure 6 : Evolution de la PAPs échographique en fonction des groupes

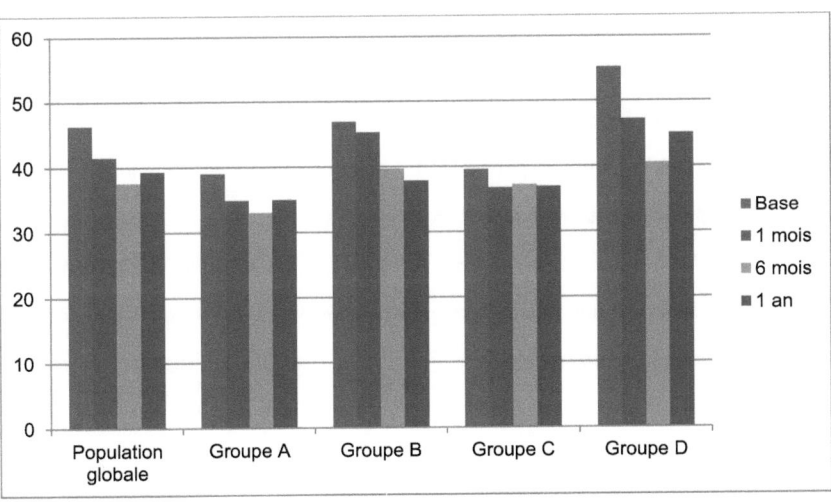

Discussion et perspectives

I. Validité externe

Depuis 2002 et la première implantation d'une valve aortique percutanée chez l'homme, la technique du TAVI a connu un essor considérable à travers le monde. Elle est aujourd'hui devenue la principale alternative au remplacement aortique chirurgical chez le patient à haut risque ou récusé pour un RVA conventionnel en Europe puis en Amérique du Nord.[39,44] Peu d'études se sont intéressées à l'HTP dans le cadre du TAVI. Pourtant, l'HTP joue un rôle important pour le succès de la procédure à long terme. Dans notre étude, les données cliniques, biologiques et échographiques concernant la population globale sont conformes à celles retrouvées dans la littérature pour les TAVI pratiqués sur la même période.[56,122] Les résultats de la procédure correspondent également aux données de l'étude princeps PARTNER.[6,7,123] Avec une mortalité de 7,6% à 1 mois, 17,2% à 6 mois et 24,8% à 1 an ; nos résultats sont similaires aux valeurs obtenues dans les principaux registres européens et dans une méta analyse parue récemment.[58,117,124] Par exemple, les résultats du registre FRANCE 2 portant sur les années 2010 et 2011, donnent une mortalité est de 9,7% à 1 mois, 18,6% à 6 mois et 24% à 1 an.

II. Prévalence de l'hypertension pulmonaire dans le rétrécissement aortique serré

Qu'elle soit définie de manière hémodynamique ou échographique, l'HTP est fréquente au cours du RA serré. A cause de la variabilité dans sa méthode de mesure, sa prévalence exacte n'est pas connue. En 2000, Faggiano et al. ont montré que 65% des patients ayant un RA symptomatique présentaient une PAPs hémodynamique supérieure à 30 mmHg.[61]

Dans 2 séries échographiques, une PAPs supérieure à 40 mmHg est retrouvée chez 66 à 68% des patients ayant un RA serré.[11,110] Utilisant la définition actuelle de l'HTP, basée sur une PAPm hémodynamique supérieure ou égale à 25 mmHg, Zlotnick et al. retrouvent une HTP chez 48% des patients porteurs d'un RA serré en attente de chirurgie cardiaque.[59,60,92] Avec cette même définition, la prévalence de l'HTP dans notre étude est de 57,9% lors du cathétérisme cardiaque global précédant le TAVI. Cette proportion, plus importante qu'avant un RVA traditionnel, pourrait être expliquée par le fait que les patients traités par TAVI sont plus âgés, avec de nombreuses comorbidités potentiellement responsables d'HTP sans lien avec la cardiopathie, comme une insuffisance respiratoire chronique par exemple. En effet, 17 patients (soit presque 10% de la population) de notre cohorte présentaient une HTP précapillaire.

III. Influence pronostique

1. Séries chirurgicales

Comme dans l'insuffisance cardiaque, l'HTP liée au RA est responsable d'une augmentation de la mortalité et de la morbidité.[125,126] Dans une étude parue en 2011, Melby et al. ont montré que l'HTP échographique préopératoire était significativement liée à une augmentation de la mortalité opératoire (RR = 1,5) et à long terme (RR = 1,7). En effet, la survie globale à 5 ans était de 78 ± 6% dans le groupe PAPs < 45 mmHg, comparée à 64 ± 8% dans le groupe PAPs entre 45 et 59 mmHg et 45 ± 12% en cas de PAPs ≥ 60 mmHg (p < 0,001).[109] En utilisant la définition hémodynamique de l'HTP (PAPm ≥ 25 mmHg), Zlotnick et al. ont également confirmé l'augmentation significative de la mortalité hospitalière et à 5 ans après une RVA chirurgical chez les patients présentant une HTP lors du bilan préopératoire.[60]

2. Après TAVI

Dans le cadre du TAVI, les études sont peu nombreuses et assez récentes. Depuis l'année 2010, moins d'une dizaine d'articles sont parues sur ce sujet. Pourtant, une étude multicentrique canadienne avait déjà montré à l'époque, que l'HTP (définie par une PAPs échographique supérieure à 60 mmHg) était un facteur de risque de mortalité précoce (OR = 2,09) et tardive (OR = 1,88) après un TAVI. Dans cette étude, les autres facteurs de risque de mortalité précoce (moins de 30 jours après la procédure) étaient : une insuffisance mitrale sévère et l'utilisation de drogues inotropes après le TAVI. Le sepsis ou l'utilisation d'amines inotropes en post procédure, l'insuffisance rénale chronique et la bronchopneumopathie chronique obstructive étaient les autres facteurs de risque de mortalité tardive retrouvés.[127] Récemment, Capodanno et al. ont publié un score de risque de mortalité à 30 jours après un TAVI ayant un coefficient de corrélation de 0,73. Ce score, baptisé « OBSERVANT Score » intègre l'HTP, définie par une PAPs supérieure à 60 mmHg lors l'ETT réalisée avant le TAVI, parmi les 7 items retenus. Les autres critères utilisés dans ce score sont : l'insuffisance rénale (débit de filtration glomérulaire inférieur à 45 mL/min), un état clinique critique avant la procédure, un stade NYHA 4, un antécédent de valvuloplastie aortique et une fraction d'éjection ventriculaire gauche inférieure à 40%.[113] Cet été, un nouveau score prédictif de la mortalité à 30 jours après un TAVI est paru. Dans cette étude regroupant 3833 patients, l'HTP (définie par une PAPs échographique supérieure à 60 mmHg avant la procédure) fait aussi partie des critères pronostiques péjoratifs.[114] En 2014, Auffret et al. ont confirmé l'augmentation de la mortalité à 6 mois après le TAVI (OR = 7,56) chez les patients qui présentaient une PAPs > 60 mmHg à l'ETT pratiquée avant la valve. Parmi les autres facteurs de risque de mortalité à 6 mois on retrouvait, la fibrillation atriale et la dysfonction systolique ventriculaire droite ; l'existence d'une insuffisance aortique pré procédurale semblait au contraire être un facteur protecteur.[111] Une étude de plus grande ampleur, regroupant 2435 patients issus du registre FRANCE 2 inclus entre janvier 2010 et octobre 2011, a étudié l'influence pronostique de l'HTP sur les événements cardiovasculaires à 1 an.

Là encore, la mortalité toute cause à 1 an était significativement augmentée lorsque le niveau de PAPs échographique était supérieur ≥ à 40 mmHg avant la procédure. En analyse multivariée, les autres facteurs de risque de mortalité à 1 an étaient : une FEVG < 30% et l'existence d'un anévrysme de l'aorte abdominale. Contrairement aux études citées au-dessus, il n'y avait pas d'augmentation du risque de mortalité précoce ou d'influence sur le statut fonctionnel du patient après le TAVI en fonction de la PAPs échographique initiale.[11] Très récemment, Bishu et al. ont publié des résultats similaires sur une cohorte nord-américaine de plus de 250 patients.[112] Notre cohorte prospective confirme l'influence pronostique de l'HTP en terme de réhospitalisation ou de décès toute cause à 1 an après la procédure. Ces différents résultats, se basant sur des données hémodynamiques, nous ont aussi permis de montrer l'importance du niveau de RVP sur le pronostic futur. En effet, le niveau de RVP semble être un bon marqueur puisqu'il intègre à la fois les pressions et le débit cardiaque pour son calcul et qu'il est fortement lié au critère de jugement principal. Ainsi, dans le groupe D, lorsque l'élévation des pressions pulmonaires (PAPs ≥ 40 mmHg) s'accompagnait d'une élévation des RVP au-delà de 2,06 UW, le risque de décès ou de réadmission pour insuffisance cardiaque était 2,6 plus important que dans les autres groupes au cours de l'année suivant le TAVI.

IV. Rappels physiopathologiques

L'HTP dans le RA comporte de nombreux points communs avec celle développée dans l'insuffisance cardiaque à fraction d'éjection préservée. En effet, la dysfonction diastolique y joue un rôle prépondérant. Dans une cohorte de plus de 2000 patients souffrant d'insuffisance cardiaque gauche à FEVG normale, Gerges et al. avaient déjà démontré l'influence du type d'HTP défini hémodynamiquement sur la survie globale. Les patients qui n'avaient pas d'HTP avaient un meilleur pronostic, puis on retrouvait par ordre de gravité croissante : l'HTP post capillaire passive, l'HTP post capillaire réactive sans gradient diastolique, l'HTP post capillaire réactive avec élévation du gradient diastolique (≥ 7 mmHg) et l'HTP pré capillaire.[87] Les résultats de notre étude vont également en ce sens avec une répartition des groupes similaire en analyse de survie de Kaplan Meier. Sur le plan physiopathologique, l'HTP évolue en 2 phases au cours du RA. Dans la première partie de la maladie, la pression télédiastolique du ventricule gauche s'élève à cause d'une dysfonction diastolique ventriculaire gauche engendrée par les remaniements myocardiques liés au RA. A cette phase, l'élévation des pressions de remplissage est transmise de façon rétrograde et passive à la circulation pulmonaire. L'HTP est donc post capillaire passive. En l'absence de traitement du RA, une vasoconstriction artériolaire pulmonaire va s'associer et aggraver l'HTP déjà existante. Ce stade correspond à l'HTP post capillaire réactive. A ce stade, le traitement du RA, qu'il soit chirurgical ou percutané, ne permet qu'une régression partielle et transitoire de l'HTP comme nous l'avons vu pour notre groupe D. Malgré une baisse initiale et temporaire des pressions pulmonaires, celles-ci peuvent augmenter à nouveau à distance de l'intervention. Ces données ont été confirmées par Roselli et al. sur une série de plus de 4000 patients grâce à des mesures itératives de la PAPs par ETT sur 5 ans.[62] L'HTP évoluant alors pour son propre compte, elle entraîne une insuffisance cardiaque droite, puis une baisse du débit cardiaque et enfin le décès du patient. Cette physiopathologie illustre bien le rôle central que joue l'élévation des RVP retrouvée dans notre travail lors de l'évolution de la maladie. L'évolution des PAPs échocardiographiques au cours du suivi de notre cohorte montre une diminution du niveau de PAPs après la procédure avant une stabilisation à partir de 6 mois. Dans le groupe D, elle reste supérieure au seuil pronostic des 40 mmHg en fin de suivi. Dernièrement, Medvedofsky et al. ont montré que la persistance d'une PAPs échographique supérieure à 50 mmHg, 6 mois après un TAVI, multipliait par 3,4 le risque de mortalité à 2 ans. Dans cette étude comprenant 122 patients, le seul facteur de risque de persistance d'une PAPs au-delà de 50 mmHg était l'existence d'un antécédent de bronchopneumopathie chronique obstructive.[91] Notre suivi sérié échographique a également permis de confirmer cette notion puisque les patients décédés ou réadmis pour insuffisance cardiaque dans l'année présentaient une PAPs échographique plus élevée que les patients indemnes dans notre population globale et au sein des groupes A et D.

V. Résultats et apport de ce travail

L'originalité et l'apport de notre travail vient du fait qu'il ait été mené à partir de données issues d'un cathétérisme cardiaque droit. Il s'agit de la première étude utilisant des données hémodynamiques pour évaluer l'influence pronostique de l'HTP le RA après un TAVI. L'utilisation de ces données recueillies de manière invasive permet de s'affranchir du risque d'erreur lié à l'estimation des pressions pulmonaires par ETT. De nombreuses études ont montré la mauvaise corrélation entre la PAPs mesurée par échocardiographie et par cathétérisme cardiaque, notamment en cas d'HTP.[64,65,128] D'autre part, l'estimation échographique des RVP n'est pas réalisée en pratique courante car il n'existe pas de technique de mesure standardisée et les résultats restent trop aléatoires.[129,130] Le choix de nous baser sur des données hémodynamiques nous a permis d'étudier l'influence du type d'hypertension pulmonaire et de découvrir l'importance pronostique du niveau des RVP. Il nous a aussi permis de donner la prévalence de l'HTP avant un TAVI, reposant sur la définition recommandée de l'HTP (PAPm hémodynamique ≥ 25 mmHg).[59] L'élévation de la PAPs, lorsqu'elle était associée à une augmentation des RVP, engendraient un risque de décès ou d'hospitalisation pour insuffisance cardiaque dans l'année suivant le TAVI avec un OR de 2,6.

VI. Limites de l'étude

Malheureusement, il existe plusieurs limites à cette étude. La première vient du fait qu'elle soit monocentrique ce qui expose au risque de biais de sélection. Par ailleurs, 171 patients sur les 269 ayant eu un TAVI pendant la période d'inclusion ont bénéficié d'un cathétérisme cardiaque droit entraine le même risque de biais. Les effectifs limités représentent un manque de puissance avec 40 évènements au cours du suivi de 1 an. Pour cette raison, nous n'avons pas pu évaluer l'influence pronostique du gradient pulmonaire diastolique. Le cathétérisme cardiaque droit est un examen invasif présentant des risques de complications, de plus, il n'est pas recommandé en pratique courante dans l'évaluation des valvulopathies aortiques. Cet examen n'a donc pas pu être renouvelé au cours du suivi. C'est la PAPs échographique qui a donc été choisie pour étudier l'évolution des pressions pulmonaires après le traitement du RA par le TAVI. Le suivi de la PAPs sur une période plus longue nous aurait permis de mieux appréhender l'évolution des pressions pulmonaires à plusieurs années du TAVI. A l'avenir, des études multicentriques prospectives de plus grande puissance seront nécessaires afin de confirmer ces résultats. Des études identiques concernant les patients bénéficiant d'un RVA chirurgical ou incluant tous les types de RVA pourraient également s'avérer intéressantes.

VII. Perspectives

Notre étude ouvre de nouvelles perspectives dans le traitement du RA serré par TAVI. Le traitement de l'HTP liée au RA reste le RVA, qu'il soit chirurgical ou percutané selon l'évaluation du risque opératoire par la « Heart Team ».[125] Cependant, l'influence de l'HTP sur la survie après un RVA est encore trop souvent négligée. C'est pour essayer de résoudre ce problème que ce travail attire notre attention sur le fait que l'HTP peut continuer à évoluer malgré le traitement de la valvulopathie et ainsi provoquer une insuffisance cardiaque droite réfractaire puis le décès du patient par bas débit droit. Malheureusement, il n'est pas recommandé de recourir à un RVA en présence d'une HTP post capillaire si la valvulopathie est asymptomatique.[39] A la manière des recommandations concernant la prise en charge des valvulopathies mitrales, peut être devrions nous considérer l'apparition de signes échographiques d'HTP comme un tournant évolutif de la maladie. Ainsi, une élévation de la PAPs de repos au-delà d'un certain seuil pourrait accélérer le recours au un RVA. Le but serait d'éviter le développement d'une HTP post capillaire, qui, d'autant plus si elle est réactive, ne serait que partiellement réversible et pourrait continuer à évoluer par la suite. Par ailleurs, la réalisation d'un cathétérisme cardiaque droit en même temps que la coronarographie pourrait permettre de stratifier le risque lié à la procédure et à long terme. De plus, s'intéresser uniquement aux pressions pulmonaires ne suffit pas. Nous avons aussi montré l'influence néfaste d'une élévation des RVP et son retentissement.

En plus d'une évaluation pronostique, un traitement spécifique de l'HTP pourrait être proposé aux patients présentant des RVP augmentées, c'est à dire ceux porteurs d'une HTP post capillaire réactive ou une HTP pré capillaire. Pour le moment, aucun traitement spécifique n'est recommandé dans l'HTP liée au RA. Des essais réalisés récemment avec des inhibiteurs de la phosphodiestérase de type 5, notamment le sildénafil, semblent prometteurs dans le RA.[96] Des essais sont également en cours avec des antagonistes des récepteurs de l'endothéline, notamment le Macitentan, dans l'HTP du groupe 2. Introduit directement après le cathétérisme cardiaque droit, plusieurs semaines avant le RVA, ce traitement aurait pour but de baisser les pressions pulmonaires et les RVP afin de diminuer le risque de complication lié à la procédure tout en diminuant la morbimortalité à long terme. La durée de traitement après le RVA serait à définir, pourquoi pas après réévaluation du cathétérisme cardiaque droit. Même s'il s'agit d'un examen invasif, les risques de complication de cet examen restent faibles, surtout lorsqu'ils sont réalisés dans des centres experts par des médecins rompus à cette technique.

Conclusion

L'existence d'une HTP associée à une élévation des RVP influence grandement la morbimortalité à long terme après un TAVI. Cette étude nous permet de mettre en évidence l'influence néfaste de l'apparition d'une HTP au cours du RA. Cependant, cette HTP reste encore trop négligée et n'intervient pas dans le choix du moment de recours au RVA. En effet, malgré le traitement de la valvulopathie causale, l'HTP peut rester irréversible et les RVP continuent à évoluer pour leur propre compte entrainant insuffisance cardiaque droite, bas débit et décès. Si cette relation est confirmée par des études de plus grande ampleur, peut être devrions nous changer nos pratiques cliniques en réalisant un cathétérisme cardiaque droit lors du bilan réalisé avant un RVA quel que soit son type. Ces résultats hémodynamiques pourraient servir à adapter l'algorithme thérapeutique recommandé au cours du RA. Baisser les pressions pulmonaires et les RVP semblerait être bénéfique sur l'évolution. Pour ce faire, un traitement spécifique de l'HTP avec des IPDE5 ou des antagonistes des récepteurs de l'endothéline pourrait également être proposé avant le RVA afin de diminuer les complications et la mortalité à court comme à long terme.

Bibliographie

1. Soler-Soler J, Galve E. Worldwide perspective of valve disease. Heart. 2000 Jun;83(6):721–5.

2. Cribier AG. The Odyssey of TAVR from concept to clinical reality. Tex Heart Inst J. 2014 Apr;41(2):125–30.

3. Lababidi Z, Wu JR, Walls JT. Percutaneous balloon aortic valvuloplasty: results in 23 patients. Am J Cardiol. 1984 Jan 1;53(1):194–7.

4. Cribier A, Savin T, Saoudi N, Rocha P, Berland J, Letac B. Percutaneous transluminal valvuloplasty of acquired aortic stenosis in elderly patients: an alternative to valve replacement? Lancet. 1986 Jan 11;1(8472):63–7.

5. Cribier A, Eltchaninoff H, Bash A, Borenstein N, Tron C, Bauer F, et al. Percutaneous transcatheter implantation of an aortic valve prosthesis for calcific aortic stenosis: first human case description. Circulation. 2002 Dec 10;106(24):3006–8.

6. Leon MB, Smith CR, Mack M, Miller DC, Moses JW, Svensson LG, et al. Transcatheter aortic-valve implantation for aortic stenosis in patients who cannot undergo surgery. N Engl J Med. 2010 Oct 21;363(17):1597–607.

7. Smith CR, Leon MB, Mack MJ, Miller DC, Moses JW, Svensson LG, et al. Transcatheter versus surgical aortic-valve replacement in high-risk patients. N Engl J Med. 2011 Jun 9;364(23):2187–98.

8. Simonneau G, Robbins IM, Beghetti M, Channick RN, Delcroix M, Denton CP, et al. Updated clinical classification of pulmonary hypertension. J Am Coll Cardiol. 2009 Jun 30;54(1 Suppl):S43–54.

9. Simonneau G, Gatzoulis MA, Adatia I, Celermajer D, Denton C, Ghofrani A, et al. Updated clinical classification of pulmonary hypertension. J Am Coll Cardiol. 2013 Dec 24;62(25 Suppl):D34–41.

10. Ghio S, Gavazzi A, Campana C, Inserra C, Klersy C, Sebastiani R, et al. Independent and additive prognostic value of right ventricular systolic function and pulmonary artery pressure in patients with chronic heart failure. J Am Coll Cardiol. 2001 Jan;37(1):183–8.

11. Luçon A, Oger E, Bedossa M, Boulmier D, Verhoye JP, Eltchaninoff H, et al. Prognostic Implications of Pulmonary Hypertension in Patients With Severe Aortic Stenosis Undergoing Transcatheter Aortic Valve Implantation: Study From the FRANCE 2 Registry. Circ Cardiovasc Interv. 2014 Feb 25;

12. Nkomo VT, Gardin JM, Skelton TN, Gottdiener JS, Scott CG, Enriquez-Sarano M. Burden of valvular heart diseases: a population-based study. Lancet. 2006 Sep 16;368(9540):1005–11.

13. Iung B, Baron G, Butchart EG, Delahaye F, Gohlke-Bärwolf C, Levang OW, et al. A prospective survey of patients with valvular heart disease in Europe: The Euro Heart Survey on Valvular Heart Disease. Eur Heart J. 2003 Jul;24(13):1231–43.

14. Iung B, Baron G, Tornos P, Gohlke-Bärwolf C, Butchart EG, Vahanian A. Valvular heart disease in the community: a European experience. Curr Probl Cardiol. 2007 Nov;32(11):609–61.

15. Lindroos M, Kupari M, Heikkilä J, Tilvis R. Prevalence of aortic valve abnormalities in the elderly: an echocardiographic study of a random population sample. J Am Coll Cardiol. 1993 Apr;21(5):1220–5.

16. Iung B, Vahanian A. Epidemiology of valvular heart disease in the adult. Nat Rev Cardiol. 2011 Mar;8(3):162–72.

17. Otto CM, Lind BK, Kitzman DW, Gersh BJ, Siscovick DS. Association of aortic-valve sclerosis with cardiovascular mortality and morbidity in the elderly. N Engl J Med. 1999 Jul 15;341(3):142–7.

18. Coffey S, Cox B, Williams MJA. The prevalence, incidence, progression, and risks of aortic valve sclerosis: a systematic review and meta-analysis. J Am Coll Cardiol. 2014 Jul 1;63(25 Pt A):2852–61.

19. Wagner S, Selzer A. Patterns of progression of aortic stenosis: a longitudinal hemodynamic study. Circulation. 1982 Apr;65(4):709–12.

20. Baumgartner H, Hung J, Bermejo J, Chambers JB, Evangelista A, Griffin BP, et al. Echocardiographic assessment of valve stenosis: EAE/ASE recommendations for clinical practice. J Am Soc Echocardiogr. 2009 Jan;22(1):1–23; quiz 101–2.

21. Mönckeberg J. Der normale histologische Bau und die Sklerose der Aortenklappen. Virchows Arch Pathol Anat Physiol. 1904;176:472–514.

22. Otto CM. Calcific aortic valve disease: outflow obstruction is the end stage of a systemic disease process. Eur Heart J. 2009 Aug;30(16):1940–2.

23. Otto CM, Kuusisto J, Reichenbach DD, Gown AM, O'Brien KD. Characterization of the early lesion of "degenerative" valvular aortic stenosis. Histological and immunohistochemical studies. Circulation. 1994 Aug;90(2):844–53.

24. Basso C, Boschello M, Perrone C, Mecenero A, Cera A, Bicego D, et al. An echocardiographic survey of primary school children for bicuspid aortic valve. Am J Cardiol. 2004 Mar 1;93(5):661–3.

25. Siu SC, Silversides CK. Bicuspid aortic valve disease. J Am Coll Cardiol. 2010 Jun 22;55(25):2789–800.

26. Sievers H-H, Schmidtke C. A classification system for the bicuspid aortic valve from 304 surgical specimens. J Thorac Cardiovasc Surg. 2007 May;133(5):1226–33.

27. Roberts WC, Ko JM. Frequency by decades of unicuspid, bicuspid, and tricuspid aortic valves in adults having isolated aortic valve replacement for aortic stenosis, with or without associated aortic regurgitation. Circulation. 2005 Feb 22;111(7):920–5.

28. Chizner MA, Pearle DL, deLeon AC. The natural history of aortic stenosis in adults. Am Heart J. 1980 Apr;99(4):419–24.

29. Ross J, Braunwald E. Aortic stenosis. Circulation. 1968 Jul;38(1 Suppl):61–7.

30. Braunwald E. On the natural history of severe aortic stenosis. J Am Coll Cardiol. 1990 Apr;15(5):1018–20.

31. Otto CM, Burwash IG, Legget ME, Munt BI, Fujioka M, Healy NL, et al. Prospective study of asymptomatic valvular aortic stenosis. Clinical, echocardiographic, and exercise predictors of outcome. Circulation. 1997 May 6;95(9):2262–70.

32. Rosenhek R, Binder T, Porenta G, Lang I, Christ G, Schemper M, et al. Predictors of outcome in severe, asymptomatic aortic stenosis. N Engl J Med. 2000 Aug 31;343(9):611–7.

33. Bergler-Klein J, Klaar U, Heger M, Rosenhek R, Mundigler G, Gabriel H, et al. Natriuretic peptides predict symptom-free survival and postoperative outcome in severe aortic stenosis. Circulation. 2004 May 18;109(19):2302–8.

34. Pellikka PA, Sarano ME, Nishimura RA, Malouf JF, Bailey KR, Scott CG, et al. Outcome of 622 adults with asymptomatic, hemodynamically significant aortic stenosis during prolonged follow-up. Circulation. 2005 Jun 21;111(24):3290–5.

35. Das P, Rimington H, Chambers J. Exercise testing to stratify risk in aortic stenosis. Eur Heart J. 2005 Jul;26(13):1309–13.

36. Rosenhek R, Zilberszac R, Schemper M, Czerny M, Mundigler G, Graf S, et al. Natural history of very severe aortic stenosis. Circulation. 2010 Jan 5;121(1):151–6.

37. Cioffi G, Faggiano P, Vizzardi E, Tarantini L, Cramariuc D, Gerdts E, et al. Prognostic effect of inappropriately high left ventricular mass in asymptomatic severe aortic stenosis. Heart. 2011 Feb;97(4):301–7.

38. Monin J-L, Lancellotti P, Monchi M, Lim P, Weiss E, Piérard L, et al. Risk score for predicting outcome in patients with asymptomatic aortic stenosis. Circulation. 2009 Jul 7;120(1):69–75.

39. Vahanian A, Alfieri O, Andreotti F, Antunes MJ, Barón-Esquivias G, Baumgartner H, et al. Guidelines on the management of valvular heart disease (version 2012): the Joint Task Force on the Management of Valvular Heart Disease of the European Society of Cardiology (ESC) and the European Association for Cardio-Thoracic Surgery (EACTS). Eur J Cardiothorac Surg. 2012 Oct;42(4):S1–44.

40. Hachicha Z, Dumesnil JG, Bogaty P, Pibarot P. Paradoxical low-flow, low-gradient severe aortic stenosis despite preserved ejection fraction is associated with higher afterload and reduced survival. Circulation. 2007 Jun 5;115(22):2856–64.

41. Clavel M-A, Dumesnil JG, Capoulade R, Mathieu P, Sénéchal M, Pibarot P. Outcome of patients with aortic stenosis, small valve area, and low-flow, low-gradient despite preserved left ventricular ejection fraction. J Am Coll Cardiol. 2012 Oct 2;60(14):1259–67.

42. deFilippi CR, Willett DL, Brickner ME, Appleton CP, Yancy CW, Eichhorn EJ, et al. Usefulness of dobutamine echocardiography in distinguishing severe from nonsevere valvular aortic stenosis in patients with depressed left ventricular function and low transvalvular gradients. Am J Cardiol. 1995 Jan 15;75(2):191–4.

43. Cueff C, Serfaty J-M, Cimadevilla C, Laissy J-P, Himbert D, Tubach F, et al. Measurement of aortic valve calcification using multislice computed tomography: correlation with haemodynamic severity of aortic stenosis and clinical implication for patients with low ejection fraction. Heart. 2011 May;97(9):721–6.

44. Nishimura RA, Otto CM, Bonow RO, Carabello BA, Erwin JP, Guyton RA, et al. 2014 AHA/ACC Guideline for the Management of Patients With Valvular Heart Disease: A Report of the American College of Cardiology/American Heart Association Task Force on Practice Guidelines. J Am Coll Cardiol. 2014 Jun 10;63(22):e57–185.

45. Rafique AM, Biner S, Ray I, Forrester JS, Tolstrup K, Siegel RJ. Meta-analysis of prognostic value of stress testing in patients with asymptomatic severe aortic stenosis. Am J Cardiol. 2009 Oct 1;104(7):972–7.

46. Maréchaux S, Hachicha Z, Bellouin A, Dumesnil JG, Meimoun P, Pasquet A, et al. Usefulness of exercise-stress echocardiography for risk stratification of true asymptomatic patients with aortic valve stenosis. Eur Heart J. 2010 Jun;31(11):1390–7.

47. Bauer F, Coutant V, Bernard M, Stepowski D, Tron C, Cribier A, et al. Patients with severe aortic stenosis and reduced ejection fraction: earlier recovery of left ventricular systolic function after transcatheter aortic valve implantation compared with surgical valve replacement. Echocardiography. 2013 Sep;30(8):865–70.

48. Levy F, Laurent M, Monin JL, Maillet JM, Pasquet A, Le Tourneau T, et al. Aortic valve replacement for low-flow/low-gradient aortic stenosis operative risk stratification and long-term outcome: a European multicenter study. J Am Coll Cardiol. 2008 Apr 15;51(15):1466–72.

49. Tribouilloy C, Lévy F, Rusinaru D, Guéret P, Petit-Eisenmann H, Baleynaud S, et al. Outcome after aortic valve replacement for low-flow/low-gradient aortic stenosis without contractile reserve on dobutamine stress echocardiography. J Am Coll Cardiol. 2009 May 19;53(20):1865–73.

50. Brown JM, O'Brien SM, Wu C, Sikora JAH, Griffith BP, Gammie JS. Isolated aortic valve replacement in North America comprising 108,687 patients in 10 years: changes in risks, valve types, and outcomes in the Society of Thoracic Surgeons National Database. J Thorac Cardiovasc Surg. 2009 Jan;137(1):82–90.

51. ElBardissi AW, Shekar P, Couper GS, Cohn LH. Minimally invasive aortic valve replacement in octogenarian, high-risk, transcatheter aortic valve implantation candidates. J Thorac Cardiovasc Surg. 2011 Feb;141(2):328–35.

52. Roques F, Nashef SA, Michel P, Gauducheau E, de Vincentiis C, Baudet E, et al. Risk factors and outcome in European cardiac surgery: analysis of the EuroSCORE multinational database of 19030 patients. Eur J Cardiothorac Surg. 1999 Jun;15(6):816–22; discussion 822–3.

53. O'Brien SM, Shahian DM, Filardo G, Ferraris VA, Haan CK, Rich JB, et al. The Society of Thoracic Surgeons 2008 cardiac surgery risk models: part 2--isolated valve surgery. Ann Thorac Surg. 2009 Jul;88(1 Suppl):S23–42.

54. Dewey TM, Brown D, Ryan WH, Herbert MA, Prince SL, Mack MJ. Reliability of risk algorithms in predicting early and late operative outcomes in high-risk patients undergoing aortic valve replacement. J Thorac Cardiovasc Surg. 2008 Jan;135(1):180–7.

55. Vanhuyse F, Maureira P, Folliguet T, Villemot JP. Predictive value of five risk scores to predict outcomes after aortic valve replacement in octogenarians. J Heart Valve Dis. 2013 Jul;22(4):517–23.

56. Eltchaninoff H, Prat A, Gilard M, Leguerrier A, Blanchard D, Fournial G, et al. Transcatheter aortic valve implantation: early results of the FRANCE (FRench Aortic National CoreValve and Edwards) registry. Eur Heart J. 2011 Jan;32(2):191–7.

57. Durand E, Borz B, Godin M, Tron C, Litzler P-Y, Bessou J-P, et al. Transfemoral aortic valve replacement with the Edwards SAPIEN and Edwards SAPIEN XT prosthesis using exclusively local anesthesia and fluoroscopic guidance: feasibility and 30-day outcomes. JACC Cardiovasc Interv. 2012 May;5(5):461–7.

58. Généreux P, Head SJ, Van Mieghem NM, Kodali S, Kirtane AJ, Xu K, et al. Clinical outcomes after transcatheter aortic valve replacement using valve academic research consortium definitions: a weighted meta-analysis of 3,519 patients from 16 studies. J Am Coll Cardiol. 2012 Jun 19;59(25):2317–26.

59. Galiè N, Hoeper MM, Humbert M, Torbicki A, Vachiery J-L, Barbera JA, et al. Guidelines for the diagnosis and treatment of pulmonary hypertension: the Task Force for the Diagnosis and Treatment of Pulmonary Hypertension of the European Society of Cardiology (ESC) and the European Respiratory Society (ERS), endorsed by the International Society of Heart and Lung Transplantation (ISHLT). Eur Heart J. 2009 Oct;30(20):2493–537.

60. Zlotnick DM, Ouellette ML, Malenka DJ, DeSimone JP, Leavitt BJ, Helm RE, et al. Effect of preoperative pulmonary hypertension on outcomes in patients with severe aortic stenosis following surgical aortic valve replacement. Am J Cardiol. 2013 Nov 15;112(10):1635–40.

61. Faggiano P, Antonini-Canterin F, Ribichini F, D'Aloia A, Ferrero V, Cervesato E, et al. Pulmonary artery hypertension in adult patients with symptomatic valvular aortic stenosis. Am J Cardiol. 2000 Jan 15;85(2):204–8.

62. Roselli EE, Abdel Azim A, Houghtaling PL, Jaber WA, Blackstone EH. Pulmonary hypertension is associated with worse early and late outcomes after aortic valve replacement: implications for transcatheter aortic valve replacement. J Thorac Cardiovasc Surg. 2012 Nov;144(5):1067–74.e2.

63. Rudski LG, Lai WW, Afilalo J, Hua L, Handschumacher MD, Chandrasekaran K, et al. Guidelines for the echocardiographic assessment of the right heart in adults: a report from the American Society of Echocardiography endorsed by the European Association of Echocardiography, a registered branch of the European Society of Cardiology, and the Canadian Society of Echocardiography. J Am Soc Echocardiogr. 2010 Jul;23(7):685–713; quiz 786–8.

64. Janda S, Shahidi N, Gin K, Swiston J. Diagnostic accuracy of echocardiography for pulmonary hypertension: a systematic review and meta-analysis. Heart. 2011 Apr;97(8):612–22.

65. Rich JD, Shah SJ, Swamy RS, Kamp A, Rich S. Inaccuracy of Doppler echocardiographic estimates of pulmonary artery pressures in patients with pulmonary hypertension: implications for clinical practice. Chest. 2011 May;139(5):988–93.

66. Greiner S, Jud A, Aurich M, Hess A, Hilbel T, Hardt S, et al. Reliability of noninvasive assessment of systolic pulmonary artery pressure by Doppler echocardiography compared to right heart catheterization: analysis in a large patient population. J Am Heart Assoc. 2014 Aug;3(4).

67. Lafitte S, Pillois X, Reant P, Picard F, Arsac F, Dijos M, et al. Estimation of pulmonary pressures and diagnosis of pulmonary hypertension by Doppler echocardiography: a retrospective comparison of routine echocardiography and invasive hemodynamics. J Am Soc Echocardiogr. 2013 May;26(5):457–63.

68. Kovacs G, Berghold A, Scheidl S, Olschewski H. Pulmonary arterial pressure during rest and exercise in healthy subjects: a systematic review. Eur Respir J. 2009 Oct;34(4):888–94.

69. Vachiéry J-L, Adir Y, Barberà JA, Champion H, Coghlan JG, Cottin V, et al. Pulmonary hypertension due to left heart diseases. J Am Coll Cardiol. 2013 Dec 24;62(25 Suppl):D100–8.

70. Simonneau G, Galiè N, Rubin LJ, Langleben D, Seeger W, Domenighetti G, et al. Clinical classification of pulmonary hypertension. J Am Coll Cardiol. 2004 Jun 16;43(12 Suppl S):5S – 12S.

71. Saldías FJ, Azzam ZS, Ridge KM, Yeldandi A, Rutschman DH, Schraufnagel D, et al. Alveolar fluid reabsorption is impaired by increased left atrial pressures in rats. Am J Physiol Lung Cell Mol Physiol. 2001 Sep;281(3):L591–7.

72. Elliott AR, Fu Z, Tsukimoto K, Prediletto R, Mathieu-Costello O, West JB. Short-term reversibility of ultrastructural changes in pulmonary capillaries caused by stress failure. J Appl Physiol. 1992 Sep;73(3):1150–8.

73. Guazzi M. Alveolar gas diffusion abnormalities in heart failure. J Card Fail. 2008 Oct;14(8):695–702.

74. Guazzi M. Alveolar-capillary membrane dysfunction in heart failure: evidence of a pathophysiologic role. Chest. 2003 Sep;124(3):1090–102.

75. Lundgren J, Rådegran G. Pathophysiology and potential treatments of pulmonary hypertension due to systolic left heart failure. Acta Physiol (Oxf). 2014 Jun;211(2):314–33.

76. Cooper CJ, Landzberg MJ, Anderson TJ, Charbonneau F, Creager MA, Ganz P, et al. Role of nitric oxide in the local regulation of pulmonary vascular resistance in humans. Circulation. 1996 Jan 15;93(2):266–71.

77. Stamler JS, Loh E, Roddy MA, Currie KE, Creager MA. Nitric oxide regulates basal systemic and pulmonary vascular resistance in healthy humans. Circulation. 1994 May;89(5):2035–40.

78. Blitzer ML, Lee SD, Creager MA. Endothelium-derived nitric oxide mediates hypoxic vasodilation of resistance vessels in humans. Am J Physiol. 1996 Sep;271(3 Pt 2):H1182–5.

79. Guazzi M, Arena R, Vicenzi M, Guazzi MD. Regulation of alveolar gas conductance by NO in man, as based on studies with NO donors and inhibitors of NO production. Acta Physiol (Oxf). 2009 Jun;196(2):267–77.

80. Porter TR, Taylor DO, Cycan A, Fields J, Bagley CW, Pandian NG, et al. Endothelium-dependent pulmonary artery responses in chronic heart failure: influence of pulmonary hypertension. J Am Coll Cardiol. 1993 Nov 1;22(5):1418–24.

81. Cooper CJ, Jevnikar FW, Walsh T, Dickinson J, Mouhaffel A, Selwyn AP. The influence of basal nitric oxide activity on pulmonary vascular resistance in patients with congestive heart failure. Am J Cardiol. 1998 Sep 1;82(5):609–14.

82. Yanagisawa M, Kurihara H, Kimura S, Tomobe Y, Kobayashi M, Mitsui Y, et al. A novel potent vasoconstrictor peptide produced by vascular endothelial cells. Nature. 1988 Mar 31;332(6163):411–5.

83. Moraes DL, Colucci WS, Givertz MM. Secondary pulmonary hypertension in chronic heart failure: the role of the endothelium in pathophysiology and management. Circulation. 2000 Oct 3;102(14):1718–23.

84. Mulder P, Richard V, Derumeaux G, Hogie M, Henry JP, Lallemand F, et al. Role of endogenous endothelin in chronic heart failure: effect of long-term treatment with an endothelin antagonist on survival, hemodynamics, and cardiac remodeling. Circulation. 1997 Sep 16;96(6):1976–82.

85. Cody RJ, Haas GJ, Binkley PF, Capers Q, Kelley R. Plasma endothelin correlates with the extent of pulmonary hypertension in patients with chronic congestive heart failure. Circulation. 1992 Feb;85(2):504–9.

86. Guazzi M, Borlaug BA. Pulmonary hypertension due to left heart disease. Circulation. 2012 Aug 21;126(8):975–90.

87. Gerges C, Gerges M, Lang MB, Zhang Y, Jakowitsch J, Probst P, et al. Diastolic pulmonary vascular pressure gradient: a predictor of prognosis in "out-of-proportion" pulmonary hypertension. Chest. 2013 Mar;143(3):758–66.

88. Champion HC, Michelakis ED, Hassoun PM. Comprehensive invasive and noninvasive approach to the right ventricle-pulmonary circulation unit: state of the art and clinical and research implications. Circulation. 2009 Sep 15;120(11):992–1007.

89. Cam A, Goel SS, Agarwal S, Menon V, Svensson LG, Tuzcu EM, et al. Prognostic implications of pulmonary hypertension in patients with severe aortic stenosis. J Thorac Cardiovasc Surg. 2011 Oct;142(4):800–8.

90. Iung B, Cachier A, Baron G, Messika-Zeitoun D, Delahaye F, Tornos P, et al. Decision-making in elderly patients with severe aortic stenosis: why are so many denied surgery? Eur Heart J. 2005 Dec;26(24):2714–20.

91. Medvedofsky D, Klempfner R, Fefer P, Chernomordik F, Hamdan A, Hay I, et al. The significance of pulmonary arterial hypertension pre- and post-transfemoral aortic valve implantation for severe aortic stenosis. J Cardiol. 2014 Jul 14;

92. McLaughlin VV, Archer SL, Badesch DB, Barst RJ, Farber HW, Lindner JR, et al. ACCF/AHA 2009 expert consensus document on pulmonary hypertension a report of the American College of Cardiology Foundation Task Force on Expert Consensus Documents and the American Heart Association developed in collaboration with the American College of Chest Physicians; American Thoracic Society, Inc.; and the Pulmonary Hypertension Association. J Am Coll Cardiol. 2009 Apr 28;53(17):1573–619.

93. Guazzi M, Tumminello G, Di Marco F, Fiorentini C, Guazzi MD. The effects of phosphodiesterase-5 inhibition with sildenafil on pulmonary hemodynamics and diffusion capacity, exercise ventilatory efficiency, and oxygen uptake kinetics in chronic heart failure. J Am Coll Cardiol. 2004 Dec 21;44(12):2339–48.

94. Guazzi M, Vicenzi M, Arena R, Guazzi MD. Pulmonary hypertension in heart failure with preserved ejection fraction: a target of phosphodiesterase-5 inhibition in a 1-year study. Circulation. 2011 Jul 12;124(2):164–74.

95. Takimoto E, Champion HC, Li M, Belardi D, Ren S, Rodriguez ER, et al. Chronic inhibition of cyclic GMP phosphodiesterase 5A prevents and reverses cardiac hypertrophy. Nat Med. 2005 Feb;11(2):214–22.

96. Lindman BR, Zajarias A, Madrazo JA, Shah J, Gage BF, Novak E, et al. Effects of phosphodiesterase type 5 inhibition on systemic and pulmonary hemodynamics and ventricular function in patients with severe symptomatic aortic stenosis. Circulation. 2012 May 15;125(19):2353–62.

97. Sütsch G, Kiowski W, Yan XW, Hunziker P, Christen S, Strobel W, et al. Short-term oral endothelin-receptor antagonist therapy in conventionally treated patients with symptomatic severe chronic heart failure. Circulation. 1998 Nov 24;98(21):2262–8.

98. Kalra PR, Moon JCC, Coats AJS. Do results of the ENABLE (Endothelin Antagonist Bosentan for Lowering Cardiac Events in Heart Failure) study spell the end for non-selective endothelin antagonism in heart failure? Int J Cardiol. 2002 Oct;85(2-3):195–7.

99. Lüscher TF, Enseleit F, Pacher R, Mitrovic V, Schulze MR, Willenbrock R, et al. Hemodynamic and neurohumoral effects of selective endothelin A (ET(A)) receptor blockade in chronic heart failure: the Heart Failure ET(A) Receptor Blockade Trial (HEAT). Circulation. 2002 Nov 19;106(21):2666–72.

100. Von Scheidt W, Costard-Jaeckle A, Stempfle HU, Deng MC, Schwaab B, Haaff B, et al. Prostaglandin E1 testing in heart failure-associated pulmonary hypertension enables transplantation: the PROPHET study. J Heart Lung Transplant. 2006 Sep;25(9):1070–6.

101. Braun S, Schrötter H, Schmeisser A, Strasser RH. Evaluation of pulmonary vascular response to inhaled iloprost in heart transplant candidates with pulmonary venous hypertension. Int J Cardiol. 2007 Jan 31;115(1):67–72.

102. Rex S, Schaelte G, Metzelder S, Flier S, de Waal EEC, Autschbach R, et al. Inhaled iloprost to control pulmonary artery hypertension in patients undergoing mitral valve surgery: a prospective, randomized-controlled trial. Acta Anaesthesiol Scand. 2008 Jan;52(1):65–72.

103. Califf RM, Adams KF, McKenna WJ, Gheorghiade M, Uretsky BF, McNulty SE, et al. A randomized controlled trial of epoprostenol therapy for severe congestive heart failure: The Flolan International Randomized Survival Trial (FIRST). Am Heart J. 1997 Jul;134(1):44–54.

104. Lam CSP, Roger VL, Rodeheffer RJ, Borlaug BA, Enders FT, Redfield MM. Pulmonary hypertension in heart failure with preserved ejection fraction: a community-based study. J Am Coll Cardiol. 2009 Mar 31;53(13):1119–26.

105. Damy T, Goode KM, Kallvikbacka-Bennett A, Lewinter C, Hobkirk J, Nikitin NP, et al. Determinants and prognostic value of pulmonary arterial pressure in patients with chronic heart failure. Eur Heart J. 2010 Sep;31(18):2280–90.

106. Patel H, Desai M, Tuzcu EM, Griffin B, Kapadia S. Pulmonary hypertension in mitral regurgitation. J Am Heart Assoc. 2014;3(4).

107. Aragam JR, Folland ED, Lapsley D, Sharma S, Khuri SF, Sharma GV. Cause and impact of pulmonary hypertension in isolated aortic stenosis on operative mortality for aortic valve replacement in men. Am J Cardiol. 1992 May 15;69(16):1365–7.

108. Zuern CS, Eick C, Rizas K, Stoleriu C, Woernle B, Wildhirt S, et al. Prognostic value of mild-to-moderate pulmonary hypertension in patients with severe aortic valve stenosis undergoing aortic valve replacement. Clin Res Cardiol. 2012 Feb;101(2):81–8.

109. Melby SJ, Moon MR, Lindman BR, Bailey MS, Hill LL, Damiano RJ Jr. Impact of pulmonary hypertension on outcomes after aortic valve replacement for aortic valve stenosis. J Thorac Cardiovasc Surg. 2011 Jun;141(6):1424–30.

110. Ben-Dor I, Goldstein SA, Pichard AD, Satler LF, Maluenda G, Li Y, et al. Clinical profile, prognostic implication, and response to treatment of pulmonary hypertension in patients with severe aortic stenosis. Am J Cardiol. 2011 Apr 1;107(7):1046–51.

111. Auffret V, Boulmier D, Oger E, Bedossa M, Donal E, Laurent M, et al. Predictors of 6-month poor clinical outcomes after transcatheter aortic valve implantation. Arch Cardiovasc Dis. 2013 Dec 18;

112. Bishu K, Suri RM, Nkomo VT, Kane GC, Greason KL, Reeder GS, et al. Prognostic Impact of Pulmonary Artery Systolic Pressure in Patients Undergoing Transcatheter Aortic Valve Replacement for Aortic Stenosis. Am J Cardiol. 2014 Aug 27;

113. Capodanno D, Barbanti M, Tamburino C, D'Errigo P, Ranucci M, Santoro G, et al. A Simple Risk Tool (the OBSERVANT Score) for Prediction of 30-Day Mortality After Transcatheter Aortic Valve Replacement. Am J Cardiol. 2014 Jun 1;113(11):1851–8.

114. Iung B, Laouénan C, Himbert D, Eltchaninoff H, Chevreul K, Donzeau-Gouge P, et al. Predictive factors of early mortality after transcatheter aortic valve implantation: individual risk assessment using a simple score. Heart. 2014 Jul;100(13):1016–23.

115. Lancellotti P, Moura L, Pierard LA, Agricola E, Popescu BA, Tribouilloy C, et al. European Association of Echocardiography recommendations for the assessment of valvular regurgitation. Part 2: mitral and tricuspid regurgitation (native valve disease). Eur J Echocardiogr. 2010 May;11(4):307–32.

116. Thomas M, Schymik G, Walther T, Himbert D, Lefèvre T, Treede H, et al. One-year outcomes of cohort 1 in the Edwards SAPIEN Aortic Bioprosthesis European Outcome (SOURCE) registry: the European registry of transcatheter aortic valve implantation using the Edwards SAPIEN valve. Circulation. 2011 Jul 26;124(4):425–33.

117. Blackman DJ, Baxter PD, Gale CP, Moat NE, Maccarthy PA, Hildick-Smith D, et al. Do outcomes from transcatheter aortic valve implantation vary according to access route and valve type? The UK TAVI Registry. J Interv Cardiol. 2014 Feb;27(1):86–95.

118. Conrotto F, D'Ascenzo F, Francesca G, Colaci C, Sacciatella P, Biondi-Zoccai G, et al. Impact of Access on TAVI Procedural and Midterm Follow-Up: A Meta-Analysis of 13 Studies and 10,468 Patients. J Interv Cardiol. 2014 Sep 5;

119. Leon MB, Piazza N, Nikolsky E, Blackstone EH, Cutlip DE, Kappetein AP, et al. Standardized endpoint definitions for transcatheter aortic valve implantation clinical trials: a consensus report from the Valve Academic Research Consortium. Eur Heart J. 2011 Jan;32(2):205–17.

120. Kappetein AP, Head SJ, Généreux P, Piazza N, van Mieghem NM, Blackstone EH, et al. Updated standardized endpoint definitions for transcatheter aortic valve implantation: the Valve Academic Research Consortium-2 consensus document. J Thorac Cardiovasc Surg. 2013 Jan;145(1):6–23.

121. McMurray JJV, Adamopoulos S, Anker SD, Auricchio A, Böhm M, Dickstein K, et al. ESC guidelines for the diagnosis and treatment of acute and chronic heart failure 2012: The Task Force for the Diagnosis and Treatment of Acute and Chronic Heart Failure 2012 of the European Society of Cardiology. Developed in collaboration with the Heart Failure Association (HFA) of the ESC. Eur J Heart Fail. 2012 Aug;14(8):803–69.

122. Sabaté M, Cánovas S, García E, Hernández Antolín R, Maroto L, Hernández JM, et al. In-hospital and mid-term predictors of mortality after transcatheter aortic valve implantation: data from the TAVI National Registry 2010-2011. Rev Esp Cardiol (Engl Ed). 2013 Dec;66(12):949–58.

123. Lefèvre T, Kappetein AP, Wolner E, Nataf P, Thomas M, Schächinger V, et al. One year follow-up of the multi-centre European PARTNER transcatheter heart valve study. Eur Heart J. 2011 Jan;32(2):148–57.

124. Mohr FW, Holzhey D, Möllmann H, Beckmann A, Veit C, Figulla HR, et al. The German Aortic Valve Registry: 1-year results from 13 680 patients with aortic valve disease†. Eur J Cardiothorac Surg. 2014 Jul 30;

125. Malouf JF, Enriquez-Sarano M, Pellikka PA, Oh JK, Bailey KR, Chandrasekaran K, et al. Severe pulmonary hypertension in patients with severe aortic valve stenosis: clinical profile and prognostic implications. J Am Coll Cardiol. 2002 Aug 21;40(4):789–95.

126. Vánky FB, Håkanson E, Tamás E, Svedjeholm R. Risk factors for postoperative heart failure in patients operated on for aortic stenosis. Ann Thorac Surg. 2006 Apr;81(4):1297–304.

127. Rodés-Cabau J, Webb JG, Cheung A, Ye J, Dumont E, Feindel CM, et al. Transcatheter aortic valve implantation for the treatment of severe symptomatic aortic stenosis in patients at very high or prohibitive surgical risk: acute and late outcomes of the multicenter Canadian experience. J Am Coll Cardiol. 2010 Mar 16;55(11):1080–90.

128. Fisher MR, Forfia PR, Chamera E, Housten-Harris T, Champion HC, Girgis RE, et al. Accuracy of Doppler echocardiography in the hemodynamic assessment of pulmonary hypertension. Am J Respir Crit Care Med. 2009 Apr 1;179(7):615–21.

129. Kouzu H, Nakatani S, Kyotani S, Kanzaki H, Nakanishi N, Kitakaze M. Noninvasive estimation of pulmonary vascular resistance by Doppler echocardiography in patients with pulmonary arterial hypertension. Am J Cardiol. 2009 Mar 15;103(6):872–6.

130. Lindqvist P, Söderberg S, Gonzalez MC, Tossavainen E, Henein MY. Echocardiography based estimation of pulmonary vascular resistance in patients with pulmonary hypertension: a simultaneous Doppler echocardiography and cardiac catheterization study. Eur J Echocardiogr. 2011 Dec;12(12):961–6.

Résumé

INTRODUCTION

Sur des données échocardiographiques, l'hypertension pulmonaire (HTP) semble être responsable d'une augmentation de la mortalité après un remplacement valvulaire aortique percutané (TAVI). Le but de ce travail est d'étudier le lien entre HTP et TAVI sur des données hémodynamiques en termes de prévalence, de pronostic et d'évolution.

MATÉRIEL ET MÉTHODES

A Rouen, entre le premier janvier 2010 et le 31 décembre 2012, 171 patients porteurs d'un rétrécissement aortique serré symptomatique ont eu un cathétérisme cardiaque droit avant un TAVI. Cette cohorte prospective a été suivie à 1 mois, 6 mois et 1 an sur le plan clinique, biologique et échocardiographique. Le critère de jugement principal de l'étude était la mortalité toute cause ou la réadmission pour insuffisance cardiaque entre le 30ème jour et 1 an post procédure.

RÉSULTATS

Notre population était majoritairement féminine, avec un âge moyen de 84,5 ans, une surface aortique moyenne de 0,67 cm² et un gradient moyen à 45,6 mmHg. Le cathétérisme cardiaque droit initial retrouvait une HTP chez 57,9% des patients. Nous avons relevé 40 événements au cours du suivi. La survie sans événement était significativement diminuée en cas d'HTP, d'HTP précapillaire, de pression artérielle pulmonaire systolique (PAPs) hémodynamique supérieure à 40 mmHg ou d'élévation des résistances vasculaires pulmonaires (RVP) au-delà de 2,06 UW sur les Kaplan Meier. En analyse de Cox multivariée, le critère de jugement principal était significativement associé à un indice de masse corporel plus élevé (OR = 1,08 [1,02-1,14], p = 0,005), à un grade d'insuffisance mitrale supérieur (OR = 1,64 [1,16-2,33], p = 0,018) et à l'association d'une élévation de la PAPs et des RVP au-delà des seuils définis ci-dessus par des courbes ROC (OR = 2,60 [1,39-4,89], p = 0,003). Les patients décédés ou réhospitalisés pour insuffisance cardiaque avaient une PAPs échographique supérieure.

CONCLUSION

L'HTP, associée à une élévation des RVP, influence la morbimortalité à 1 an après un TAVI. S'ils sont confirmés, ces résultats plaideraient en faveur de la réalisation d'un cathétérisme cardiaque droit avant TAVI afin de stratifier le risque post procédure et d'envisager un traitement spécifique diminuant les RVP.

MOTS CLÉS : Hypertension pulmonaire / TAVI / Hémodynamique / Rétrécissement aortique

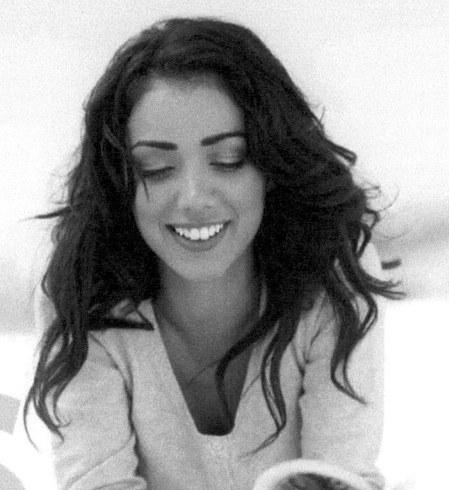

I want morebooks!

Buy your books fast and straightforward online - at one of the world's fastest growing online book stores! Environmentally sound due to Print-on-Demand technologies.

Buy your books online at

www.get-morebooks.com

Achetez vos livres en ligne, vite et bien, sur l'une des librairies en ligne les plus performantes au monde!
En protégeant nos ressources et notre environnement grâce à l'impression à la demande.

La librairie en ligne pour acheter plus vite
www.morebooks.fr

SIA OmniScriptum Publishing
Brivibas gatve 1 97
LV-103 9 Riga, Latvia
Telefax: +371 68620455

info@omniscriptum.com
www.omniscriptum.com

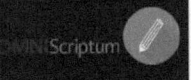

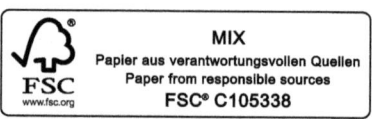

Printed by Books on Demand GmbH, Norderstedt / Germany